Phänomen-Verlag

Claas Hoffmann

METAMORPHOSE

Ein Kunsttherapie-Handbuch

Bibliografische Information Der Deutschen Bibliothek:

Die Deutsche Bibliothek verzeichnet diese Publikation in der Deutschen Nationalbibliografie; detaillierte bibliografische Daten sind im Internet über http://dnb.ddb.de abrufbar.

Claas Hoffmann
Metamorphose

Phänomen-Verlag
Web: www.phaenomen-verlag.de
E-Mail: kontakt@phaenomen-verlag.de

Satz & Gestaltung: Phänomen-Verlag

ISBN: 9788412355123

Inhaltsverzeichnis

Vorwort

von Dr. Uma Ursula Ewert

Dieses Buch ist etwas ganz Besonderes – es liest sich spannend wie ein Abenteuerroman, amüsant und informativ wie ein ausgezeichneter Artikel und dabei immer präzise wie ein äußerst professionelles Sachbuch.

Für Kunstinteressierte und Laien dient dieses Buch als zuverlässiger und geduldiger Reisebegleiter, der in ganz neue und inspirierende Welten führt. Immer mit genau so viel Theorie wie nötig - und mit einem so großen Ausmaß an Praxis wie möglich.

Professionellen Kunsttherapeuten und Kunstschaffenden eröffnet es viele neue Zusammenhänge und Techniken für die eigene Arbeit. Ganz besonders hilfreich sind hier die minutiösen Anleitungen und Erläuterungen aus dem echten „Alltag" eines erfahrenen Kunsttherapeuten. In jedem feinsinnigen Satz genießt man die humorvolle langjährige Erfahrung des Autors als Kunsttherapeut und als Ausbilder von Kunsttherapeuten.

Im Rahmen eines Experiments habe ich gemeinsam mit einer kleinen Gruppe von Menschen ganz unterschiedlichen Alters und sehr verschiedener Vorbildung (von „ich habe im Kindergarten das letzte Mal und noch dazu sehr ungern gemalt" bis hin zu professionellen Künstlern) alle vorgestellten Inhalte und Übungen ausprobiert – und alle, wirklich alle, haben es als ein zutiefst berührendes, ganzheitliches Erlebnis beschrieben. Dieses Buch ist ein echter Glücksfall: herrlich zu lesen, spannend zu erleben und sehr nachhaltig in der Auswirkung. Danke, Claas.

Vorbemerkung des Autors

Obwohl ich in der stationären Psychiatrie und in der psychiatrischen Tagesklinik die Patienten immer „gesiezt" habe, ist es mir beim Schreiben dieses Buches leichter gefallen, in der wörtlichen Rede das „Du" zu benutzen. (Es sei denn, es handelt sich um ein direktes Zitat aus meiner Arbeit in der Psychiatrie.)

Dies mag daran liegen, dass ich in England studiert habe, und mich in der englischen Sprache zu Hause fühle, in der es dieses Problem (zwischen „Du" und „Sie" zu unterscheiden) nicht gibt.

In der kunsttherapeutischen Arbeit habe ich häufig mit Frauen-Gruppen oder gemischten Gruppen gearbeitet. Trotzdem fiel es mir beim Schreiben leichter, von „***Teilnehmern***" oder „***Klienten***" zu sprechen. Das korrekte „***Teilnehmer/innen***" oder „***Klient/innen***" empfinde ich als etwas sperrig, und hoffe, mit meiner Schreibform keine Leserin vor den Kopf zu stoßen. Selbstverständlich sind IMMER sowohl Frauen wie auch Männer gemeint, wenn ich von ***Teilnehmern*** oder ***Klienten*** schreibe.

Grundsätzlich habe ich mich nicht an „geschlechtergerechte Formulierungen" gehalten, weil es meinen Schreibfluss gebremst hätte. Wer sich daran stört, möge es mir bitte verzeihen. Ich wollte beim Schreiben „im Flow" sein und mich nicht zu etwas anderem zwingen.

Dieses Buch wendet sich an Menschen, die in sozialen und kreativen Berufen tätig sind und im Besonderen an Kunsttherapeuten, die in einem klinischen Umfeld, beispielsweise in der stationären Psychiatrie oder in einer psychiatrischen Tagesklinik arbeiten.

Gleichsam eignen sich die vorgestellten kunsttherapeutischen Interventionen auch für die Arbeit in Selbsterfahrungsgruppen. Die vorgestellten kunsttherapeutischen Arbeitsanleitungen und Methoden können aus Freude und Neugier von Einzelpersonen oder Gruppen ausgeführt werden, die in keinen therapeutischen Kontext eingebunden sind. Um letzteres zu unterstreichen, habe ich beim Schreiben auch meistens auf die Terminologie „Patient" verzichtet und häufiger den Begriff „Teilnehmer" verwendet, selten auch das Wort „Klient".

Aus dem gleichen Grunde verwende ich öfters das Wort „Übungsleiter“ an Stelle von „Therapeut“.

Dieses Buch enthält auch ein ***Do it yourself Kunsttherapie-Seminar*** für Kleingruppen und kann von Menschen mit ausreichend Selbstreflexion durchaus als Teil einer Ausbildung zum Kunsttherapeuten betrachtet werden.

EINLEITUNG

Was kann Kunst und was kann Kunsttherapie?

Jackson Pollock, geboren am 8. Januar 1912, nach dessen Vorbild ich mit meinen Klienten gerne wilde, bunte Kleckerbilder gestalte, verursachte stark alkoholisiert einen Autounfall, den er nicht überlebte. Er verstarb am 11. August 1956. Ich denke, dass Pollock mit Alkohol etwas in sich heilen wollte, dass die Kunst nicht kompensieren konnte. Neun Jahre vor Pollock wurde der Maler Mark Rothko geboren, der in einer ganz anderen, gleichsam großflächigen Ausdrucksweise die Kunstwelt beeinflusste. Rothko war manisch-depressiv und nahm sich am 25. Februar 1970 das Leben.

Wir finden in Pollock und Rothko zwei ruhelose, innovative Künstler, denen die Kunst, so glaube ich, eine Linderung ihres Leidens verschaffte, aber sie nicht heilen konnte.

Machen Künstler immer für sich selbst und an sich selbst Kunsttherapie?

Ich glaube ja. Ein Künstler, der nicht künstlerisch aktiv sein darf oder kann, leidet und wird krank, oder, sollte er schon krank sein, blockiert seine Selbstheilungskräfte, wenn er nicht aktiv kreativ ist.

Ich behaupte also, dass Pollock sich ohne seine Kunst lange vor seinem Autounfall totgetrunken hätte oder sich Rothko ohne seine Kunst viel früher das Leben genommen hätte.

Was macht nun ein Kunsttherapeut mit Menschen, die zu ihm zur Kunsttherapie kommen?

Im Idealfall steckt er sie an, als wäre seine Kreativität eine ansteckende Krankheit, die heilsam wirkt. Im Idealfall ist seine Kreativität ansteckend, wie ein ansteckendes Lachen. Im Idealfall gestaltet er einen Raum, in dem sogar das Atmen freier wird.

Was ist die Aufgabe eines Kunsttherapeuten? Freiräume erschaffen, in denen die Klienten sich künstlerisch frei ausdrücken können.

Ich habe meine Arbeit auf der Schwerpunktstation Depression und

Persönlichkeitsstörung in einem städtischen Krankenhaus begonnen. Das war ziemlich harter Tobak: So viele Menschen, die sich selbst verletzten. Einige aufgequollen und zitternd von den Nebenwirkungen der Medikamente. Einige mit frischen Verbänden von den Schnittwunden, die sie sich selbst zugefügt hatten.

Es hat etwa ein halbes Jahr gedauert, bis ich die Patienten nicht mehr gedanklich mit nach Hause nahm. Anfangs zerbrach ich mir zu Hause den Kopf: „Was soll ich morgen nur mit Frau Müller machen?" und in den ersten Wochen bezweifelte ich, ob ich wirklich für den Beruf in diesem Umfeld geeignet war. Ich fühlte mich viel zu dünnhäutig. Ich hatte das Gefühl, mir tun schon selbst die Arme weh, wenn ich die geritzten Patienten sehe.

Etwas Selbstregulatives in meiner Persönlichkeit half mir zu lernen, mit der Herausforderung und Belastung umzugehen. Meine „Spiegelneuronen" funkten weniger, ich konnte die Verletzungen der Patienten besser ertragen und es gelang mir, erst vor Ort, am Arbeitsplatz zu entscheiden, was ich mit den Patienten machen wollte.

Diese Fähigkeit, vor Ort, wenn ich bei den Patienten war, entscheiden zu können, was ich ihnen anbieten will, empfand ich als großes Geschenk und Erleichterung.

Es war wie gesagt ein Prozess, der etwa ein halbes Jahr brauchte, bis ich das nötige Selbstvertrauen in meine Intuition diesbezüglich entwickelt hatte.

Letztendlich kann ich die Essenz dieser Fähigkeit finden in der KUNST der Kunsttherapie.

Ich muss das Wort großschreiben: Ich kann und will meine kunsttherapeutische Arbeit intuitiv gestalten. Damit meine ich: Ich kann meiner Eingebung folgen und ihr vertrauen.

Wenn ich ein Bild male, eine Skulptur forme, oder als Musiker ein Lied komponiere, habe ich vielleicht zu Beginn eine Idee. Aus dieser Idee heraus entwickelt sich dann im Prozess häufig etwas Neues, mit dem ich mich vielleicht sogar selbst überraschen kann. Dieses Gefühl, der eigenen Intuition zu vertrauen, ist etwas, das ich beim Malen, Modellieren oder Musizieren liebe, und wenn es mir gelingt, diese Herangehensweise in die kunsttherapeutische Tätigkeit hineinzubringen, bin ich in der

Lage, die Arbeit so gestalten, dass sie mir viel Freude bereitet, meine Klienten und Patienten davon angesteckt werden und sie somit davon profitieren.

Was ist die Absicht dieses Buches?

Ich will teilen und mit-teilen, was ich seit dem Ende meiner Ausbildung 2002 erfahren und ausprobiert habe, als Kunsttherapeut, als Dozent und Workshop-Leiter. Ich will Dich ermutigen, als Kunsttherapeut zu arbeiten oder kunsttherapeutische Methoden in Deine Arbeit zu integrieren. Ich will Impulse geben, mögliche Zweifel und Bedenken diesbezüglich in Luft aufzulösen. Und dieses Buch soll dir praktisches Handwerkszeug vermitteln, das Du in der Praxis anwenden kannst.

Die Welt der Kunsttherapie-Ausbildungen und Studiengänge ist vielfältig. Du kannst ein mehrjähriges Bachelor- oder Master-Studium absolvieren oder Dich nach einer zwei-wöchigen Intensivausbildung zertifizieren lassen. Fakt ist: Du bist als Kunsttherapeut geboren. Der Titel "Kunsttherapeut" ist FREI! Jeder Mensch darf sich KUNSTTHERAPEUT auf sein Klingelschild, auf seine Visitenkarte, auf sein T-Shirt oder seine Mütze schreiben.

Was Du nicht darfst, ist selbständig als Kunsttherapeut mit Menschen arbeiten, die eine Krankheit mit "Krankheitswert nach dem ICD-10" haben. Die Klassifikation ICD-10 steht für die Zuordnung und Katalogisierung von Krankheiten. Darin findet man unter anderem Diagnosen wie "Schizophrenie", "Borderline" oder "Depression". Als Psychiater bist Du autorisiert Menschen, die diese Diagnosen haben, zu therapieren.

Besitzt Du eine "Heilerlaubnis nach dem Heilpraktikergesetz", besteht ein Großteil der Prüfung, die Du dafür ablegen musst, darin, die ICD-10 Klassifikationen auswendig zu kennen, die Du nicht behandeln darfst. Du darfst dabei als Kunsttherapeut Menschen behandeln, die z. B. die Diagnose "Schizophrenie" haben, wenn Du in einer Einrichtung arbeitest, in der ein Psychiater ebenfalls mit diesen Patienten arbeitet, beispielsweise in einer psychiatrischen Tagesklinik.

Ebenso darfst Du mit einem Patienten mit einer derartigen Diagnose arbeiten, wenn Du als ein Psychologischer Psychotherapeut tätig bist, der auch mit einem Arzt zusammen arbeitet.

Wenn Du z. B. als Erzieher, Sozialarbeiter, Ergotherapeut, Lehrer, Krankenpfleger, Künstler, Gestalter von Freizeitangeboten, Berater von Arbeitssuchenden, Betreuer von Schulverweigerern, Musiktherapeut, Systemischer Therapeut, Sexualtherapeut, Naturtherapeut, Fastenleiter, Altenpfleger, Mediator, Paartherapeut, Familientherapeut, Jugendclubleiter, Guru oder Clown tätig bist, kann und soll Dich dieses Buch ermutigen, kunsttherapeutische Methoden in Deine Arbeit zu integrieren.

Und wenn Du in keinem dieser Bereiche tätig bist, hast Du vielleicht trotzdem Spaß, ein Kunsttherapie-Seminar in Deiner Firma anzubieten, oder, Du hast einfach Lust auf Selbsterfahrung und willst Deiner Kreativität eine Vitaminspritze geben. Du kannst mit diesem Buch auch einfach Deine Freizeit gestalten, am besten gemeinsam mit Freunden.

Lernprozesse: Erwartungen und Loslassen

Als ich begann als Kunsttherapeut zu arbeiten, hatte ich große Schwierigkeiten, damit umzugehen, wenn ein Patient etwa einen Aschenbecher modellierte. Ich dachte dann: "Das darf ja wohl nicht wahr sein! Da hat der Patient hier Kunsttherapie und einen tollen Kunsttherapeuten und modelliert einen Aschenbecher. So ein Mist!" Über die Monate und Jahre lernte ich, immer besser mit solchen Situationen umzugehen und am Ende den Aschenbecher auch wertschätzen zu können. Ich bin von der heilsamen Kraft des Materials Ton überzeugt. Gerade in unserer Zeit, in der alles immer mehr verflacht, immer digitaler wird: Smartphone, iPad, Touchscreen … Letztendlich hat die Arbeit mit Ton durch die sinnliche, haptische Erfahrung immer eine heilsame Wirkung.

In meiner Anfangszeit empfand ich es auch als belastend, wenn ein Patient zwar zu mir in den Kunsttherapie-Raum kam, sich dann aber weigerte, Ton anzufassen. Ich befand mich augenblicklich im Raum einer "Gegenübertragung"; in dem Sinne, dass ich mich so fühlte, wie sich der Patient gerade fühlte, der den Ton nicht anfassen wollte. Als mir dies aber bewusst wurde, dachte ich, dass ich ja so, für einen Moment, eine Verbindung zum Patienten hergestellt hatte und für einen Augenblick wenigstens eine Ahnung hatte, wie er sich fühlte. Mit dieser Erkenntnis war es dann auch leichter zu sagen: "In Ordnung, Frau Müller, das macht nichts, dann seien Sie einfach bei uns. Oder möchten Sie vielleicht etwas malen?"

Ich versuche in meiner Art, als Kunsttherapeut zu arbeiten, immer etwas Spielerisches und Humorvolles mit hineinzubringen und Freiheit zu vermitteln. Bei einer Verweigerung der Patienten, die Aufgaben, die ich vorschlug, mitzumachen, musste ich mir aber eingestehen, dass meine spielerische, humorvolle und freiheitliche Grundstimmung zunächst auf recht wackeligen Beinen stand, wenn ein Patient nicht "mit ins Boot" wollte. Da war ich nicht ehrlich spielerisch, humorvoll und freiheitsliebend, da machte ich mir etwas vor, denn ich ärgerte mich. Ich musste lernen, den "Freiraum", für den ich so viel Reklame machte, auch wirklich auszuhalten. Nehmen wir beispielsweise genau dieses Thema: "Freiheit, Leichtigkeit, Spiel."

Wenn ich z. B. eine Gruppe von acht Patienten hatte und wir nach einer Begrüßungs- und Befindlichkeitsrunde zum aktiven, kreativen Teil der Kunsttherapiestunde übergingen und ich alle Patienten ermutigte, was auch immer sie mit den Worten "Freiheit, Leichtigkeit, Spiel" assoziierten aufs Papier zu bringen und Herr Müller erstens in der Begrüßungsrunde sich geweigert hatte, zu sprechen und danach ein großes Bild Schwarz auf Schwarz malte und sich auch weigerte, irgendein Wort über sein Bild zu sagen, dann musste ich das aushalten und seine Arbeit wertschätzen. Mit diesem Patienten war es so, dass er in der nächsten Therapiestunde wieder kam, und ganz genau das gleiche machte: Er malte wieder ein großes, schwarzes Bild und sprach nicht. Wichtig ist: Er ist wiedergekommen. Und er war künstlerisch, kreativ aktiv. Er hat sich nicht dem Austausch mit der Gruppe angeschlossen und sich nicht konkret mit dem Thema auseinandergesetzt, mit welchem sich die Gruppe gerade auseinandersetzte, aber er hatte trotzdem offensichtlich das Bedürfnis, wieder an der Kunsttherapie teilzunehmen. Das musste ich lernen: Nicht nur zu sagen, dass ich einen Freiraum erschaffen will und anbieten will, sondern diesen Freiraum auch tatsächlich zu öffnen.

Angebot, Ideenreichtum und Patientenkompetenz

Ich habe für 3,5 Jahre in einer psychiatrischen Tagesklinik gearbeitet mit Patienten mit sehr unterschiedlichen Diagnosen. Weil die Chefärztin sehr viel von Kunsttherapie hielt, konnte ich auch sehr viel Kunsttherapie anbieten. Einige meiner Patienten waren "chronifiziert", das bedeutet, sie waren einige Wochen oder Monate in der Tagesklinik, wurden entlassen und kamen dann nach einigen Wochen oder Monaten wieder zurück in die Tagesklinik.

So kam es, dass ein Patient von den 3,5 Jahren, die ich dort arbeitete, vielleicht insgesamt zwei Jahre an meinen Kunsttherapieangeboten teilnahm.

Insofern konnte ich diese chronifizierten Patienten relativ gut kennenlernen. Was meine Arbeit aber durch diesen Umstand erschwerte, war, dass diese Patienten ja schon viele Aufgaben und Themenbereiche, die ich in meinem "Kunsttherapie-Werkzeugkoffer" dabeihatte, kannten und gemacht hatten. Sicher gibt es viele kunsttherapeutische Impulse, auf die man sich immer wieder einlassen kann, an denen man immer wieder Spaß haben kann oder etwas Neues herausfindet; trotzdem stellten die chronifizierten Patienten für mich in diesem Arbeitsumfeld eine besondere Herausforderung dar, weil ich sie ja in die Gruppe integrieren wollte. Dazu muss ich noch anmerken, dass ich in der Tagesklinik ausschließlich in Gruppen arbeitete, meist mit etwa acht Patienten. An einem Tag, als ich zur Arbeit kam, hatte ich keine Idee, was ich der Gruppe vorschlagen wollte, unter anderem eben auch, weil zwei chronifizierte Patienten dabei waren. Ich hätte einfach sagen können: "Heute ist Raum für freies Gestalten! Hier haben Sie Papier und Farbe. Dort ist Ton. Legen Sie los, machen Sie, was Sie wollen!"

Aber das fühlte sich mit dieser Patientengruppe zu diesem Zeitpunkt nicht richtig an.

Meine Stunden hatten gewöhnlich eine bestimmte Struktur: Es gab eine Begrüßungsrunde, alle Patienten erzählten kurz, wie es ihnen ging, was sie beschäftigte. Dann bot ich ein Thema an, ich machte einen Vorschlag zu einem Gefühl, einem Lebensbereich oder einer bestimmten künstlerischen Ausdrucksform und bat alle Patienten, sich damit zu beschäftigen. In der letzten Viertelstunde unserer gemeinsamen Zeit gab es dann einen Austausch über die Bilder und Skulpturen, die entstanden waren. Ich gestaltete die Stunden fast immer so, dass der aktive Teil, in dem gemalt oder modelliert wurde, weit mehr Zeit in Anspruch nahm, als der Gesprächsteil. Ich bin ja Kunsttherapeut und kein Gesprächsterapeut. Das Malen und Modellieren, die künstlerische Aktivität steht im Fokus meiner Arbeit. Es war mir immer ein Anliegen, dass hier kein Ungleichgewicht entsteht; dass die entstandenen Bilder und Skulpturen nicht zerredet, analysiert und interpretiert werden, womöglich mit der Intention, die gestellte Diagnose in den Werken der Patienten bestätigt zu finden. Nein! Mein Anliegen war immer, die Kunstwerke mit den Augen eines Künstlers zu betrachten und eine Ressource in ihnen zu erkennen.

Wie gesagt, an einem Tag kam ich in die Kunsttherapiegruppe und hatte einfach keine Idee, was für ein Thema ich anbieten wollte. Dann kam mir der Einfall, diesen Zustand folgendermaßen zu nutzen: Ich sagte: "Heute sind Sie Kunsttherapeuten. Sie haben die Aufgabe, mit acht Patienten diesen Vormittag zu gestalten. Bitte denken sie sich etwas aus, das sie mit dieser Gruppe machen möchten. Also: Sie sind Kunsttherapeuten und ihre Gruppe braucht eine Aufgabe für diesen Vormittag."

Die Reaktion war zunächst: "Wieso, Herr Hoffmann, wir machen hier doch nicht ihre Arbeit. Ich weiß nichts. Mir fällt nichts ein." Ich insistierte aber und verteilte Papier und Stifte, damit jeder etwas aufschreiben konnte. Nach einiger Zeit schrieben alle Patienten eine Aufgabe auf. Einigen fielen sogar mehrere ein. Nun bat ich darum, sie vorzulesen.

Die Patienten wollten Köpfe gestalten, oder Masken, oder bestimmte Gefühle, Bäume oder Landschaften oder Häuser. Ich forderte jetzt dazu auf, dass jeder eine der Aufgaben, die er sich ausgedacht hatte, auf ein kleines Extra-Blatt schrieb und danach dieses Blatt mehrfach faltete. Nun holte ich einen Korb aus der Ergotherapie und wir warfen die gefalteten Blätter hinein. Jetzt bat ich eine Krankenschwester, uns als "Losefee" zu dienen. Die Schwester zog folgende Aufgabe:

"Malen Sie ein Haus, in das man hineinschauen kann, wie in ein

Puppenhaus. In dem Haus befinden sich verschiedene Räume, in denen unterschiedliche Gefühle wohnen. Gestalten sie die Räume in unterschiedlichen Farben und Größen, sie können Figuren und Dinge in die Räume hineinmalen, wenn Sie wollen."

Ich fand die Aufgabe super. Es entstanden ganz unterschiedliche Häuser, einige mit Garten, einige mit Keller, die Räume ganz unterschiedlich verbunden durch Treppen oder Leitern. Die Aufgabe gefiel mir so gut, dass ich sie auch mehrfach meinen Patienten in der stationären Psychiatrie anbot oder die Aufgabe in Kunsttherapie-Ausbildungen den Teilnehmern zeigte.

Dies ist ein schönes Beispiel für den Ideenreichtum und die Kreativität, die in vielen Menschen schlummern, Fähigkeiten, die geweckt werden können, wenn man ihnen nur den Raum und die Zeit dafür gibt.

In diesem Fall durch die Aufforderung: "Denken Sie sich eine kunsttherapeutische Aufgabe aus, die sie gerne mit anderen Menschen zusammen machen würden." Es konnte in diesem Raum und in dieser Zeit ein wunderbares Kunsttherapie-Werkzeug entstehen.

Man kann die Hausaufgabe erweitern, indem man z. B. an das zuerst gemalte Haus anknüpft und sagt: "Malen Sie nun ihr Gefühls-Traumhaus", oder "Renovieren Sie ihr Gefühlshaus." Oder: "Wie wäre es mit einem Anbau? Vielleicht ein Wintergarten?"

Dies ist auch ein schönes Beispiel für die *Patientenkompetenz*:

Die Patientin, die sich die Aufgabe des "Gefühlshauses" ausgedacht hatte, hat eine Aufgabe erfunden, die ihr selbst guttut. Sie ist kompetent zu wissen, was ihr guttut.

Eine meiner Dozentinnen am Emerson College erzählte mir, dass sie eine Fortbildung in *Person centered Art Therapy* machte. Sie bat mich, ihr bei der Fortbildung zu helfen, indem sie mit mir üben dürfe. Ihre Übung mit mir bestand darin, dass ich ihr versprechen musste, für einen Monat jede Woche vier Bilder zu malen oder zu zeichnen. Vollkommen frei. Vollkommen egal, was.

Dann sollten wir uns einmal in der Woche treffen, wobei ich die Bilder mitbringen und ihr etwas darüber erzählen musste.

Offensichtlich verlässt sich die *Person centered Art Therapy* voll und ganz auf die Patientenkompetenz.

Meine Dozentin erprobte in unseren Treffen unterschiedliche Fragetechniken. Bei einem Treffen wiederholte sie einfach immer möglichst genau das, was ich ihr erzählte. Sie sagte mir fast wörtlich, was ich ihr gesagt hatte. Ich merkte es nicht. Ich meine: Ich merkte nicht, dass sie bei diesem Treffen einfach nur meine eigenen Worte wiederholte. Ich hatte das Gefühl, sie hatte mir sehr gut zugehört und mich sehr gut beraten.

Grenzenlose Kreativität

Eine manische Patientin zeigte mir sehr deutlich, wie schnell ich mit meinen Schlussfolgerungen zur Beurteilung von Menschen falsch liegen kann, wenn ich in meinen alten Denkmustern verweile.

Die Patientin mit der Diagnose "manische Psychose" kam neu in die Kunsttherapiegruppe. Ich begrüßte sie und erzählte der Gruppe, dass wir in den nächsten Therapiestunden durch die "Vier Elemente" reisen werden. Ich schlug vor, damit anzufangen, Skulpturen für das Element Erde zu modellieren. Folgende Assoziationen hatte ich auf ein großes Blatt Papier geschrieben und für alle sichtbar aufgehängt:

Erde: *Mutterboden, Fruchtbarkeit, Felsen, Kiesel, Matsch, Ton, Lehm, Berge, Steine, Edelsteine, Kristalle, Schwere, Langsamkeit, Besitz, Körpergewicht, mein Körper, Knochen, hart, physisch, das Materielle. Der physische Leib. Mineralien.*
Frage: *Wie fühle ich mich in meinem Körper?*

Die Patienten begannen unterschiedliche, teilweise freie, teilweise figürliche Skulpturen zu gestalten. Die manisch-psychotische Patientin begann eine Weihnachtskrippe zu modellieren. Mit Maria und Josef und Jesus, Bullen und Esel, einem Stall und einer Palme. Ich arbeitete in kurzen Hosen, es war Ende Juni, es gab blauen Himmel und Sonnenschein und es war sehr warm. Wir hatten die Tür nach draußen offen stehen. Ich dachte: "Oh mein Gott, die ist ja wirklich verrückt. Die habe ich jetzt die nächsten Wochen." Warum dachte ich das? Weil in meiner Welt Weihnachtskrippen in den Winter gehören. In meiner Welt dürfen sie erst frühestens am 1. Advent irgendwo stehen. Bis zum 6. Januar, dem Tag der Heiligen Drei Könige.

Nach einiger Zeit begriff ich, wie falsch ich mit meinem Urteil lag.

Die Patientin hatte mich sehr gut verstanden, oder besser gesagt, sie hatte die Assoziationen in einer wunderbaren, kreativen und nachvollziehbaren Art und Weise künstlerisch umgesetzt:

Maria ist schwanger. Sie sucht zusammen mit ihrem Mann ein Dach über dem Kopf. Ihr Bauch ist groß und schwer. Sie benötigt dringend fürsorgliche, materielle Hilfe. Die Tiere, der Stall: Alles ist so unmittelbar mit der Erde und unseren irdischen Grundbedürfnissen verbunden. Maria und Josef benötigen einen Ort, wo sie ihr Kind zur Welt bringen können. Dann finden sie endlich diesen geschützten Ort. Maria ist nach der Geburt erlöst von dem Gewicht, das sie als Schwangere tragen musste … Was hatte ich für Assoziationen vorgegeben? Unter anderem:

Mutterboden, Fruchtbarkeit, Schwere, Langsamkeit, Körpergewicht, das Materielle. Der physische Leib.

Ich habe mich in den folgenden Wochen noch oft über diese Patientin gefreut, weil sie so unglaublich kreativ und phantasievoll ihre Bilder und Skulpturen gestaltete.

Reiseleitung – Über den Aufbau dieses Buches

Du findest in diesem Buch nach den ersten zwei axiomatischen Kapiteln über Freiheit in der Kunsttherapie und die unterschiedlichen Ansätze von kunsttherapeutischen Verfahren die Beschreibung einer Methode, die *Praktische Metamorphose* genannt wird.

Diese Metamorphose liegt mir sehr am Herzen. Ich habe sie in hunderten von Therapiestunden für Patienten und Klienten angeleitet und über hundertmal in Ausbildungen für Kunsttherapeuten unterrichtet. Sie ist mir nie langweilig geworden. Ich hatte immer das sichere Gefühl, dass alle Menschen, die sich darauf einlassen, davon profitieren, etwas Neues entdecken und sich nach dem Prozess als stärker und vollständiger erleben. Auch ganz unabhängig von der therapeutischen Arbeit hat mir die Methode immer wieder Anregungen in persönlichen Phasen der Wandlung, in Krisen, in freiwilligen und unfreiwilligen Situationen von kleinen oder radikalen Veränderungen gegeben.

Ich bin davon überzeugt: Diese Methode bereichert das Leben und hilft, stärker und flexibler zu werden. Sie kann uns darin unterstützen, bewusster und freier mit den eigenen Gefühlen und den Gefühlen anderer umzugehen.

Die Anleitung der *Praktischen Metamorphose* samt erklärender und zusammenfassender Betrachtungen, erstreckt sich vom Kapitel *Praktische Metamorphose* bis hin zum Kapitel *Einige Anmerkungen zum Offenlassen bzw. Nicht-Wissen des nächsten Schrittes.*

Diese Kapitel sollen Dich befähigen, die Metamorphose so anzuleiten, wie es sich in therapeutischen Settings, Fortbildungen oder Selbsterfahrungs-Gruppen bewährt hat.

In den darauffolgenden Kapiteln des Buches findest Du weitere Anleitungen kunsttherapeutischer Methoden und eine kurze Betrachtung zum *Erfolg in der Kunsttherapie.*

Auf das Kapitel *Schlusswort* folgt dann das *Do it yourself Kunsttherapie-Seminar.* Auch wenn Du das Seminar nicht in der hier angebotenen Weise umsetzen willst, lohnt es sich, dieses Kapitel zu lesen, da einige zusätzliche Übungen beschrieben werden, von denen Du auch profitieren wirst.

Kunsttherapie und Freiheit: Fünf Grundannahmen

Kunsttherapie begegnet dem Menschen dort, wo er am freiesten ist: im künstlerischen Ausdruck.

In keinem anderen Bereich des Lebens existiert eine größere Freiheit, in keinem anderen Bereich des Lebens finden wir einen so unbegrenzten Freiraum.

Freiheit und Gesundheit sind untrennbar miteinander verbunden.

Jede Arbeit in einem therapeutischen Kontext beschäftigt sich nach meiner Überzeugung mit der Erlangung oder Rückeroberung einer seelischen, einer emotionalen oder auch lebenspraktischen Freiheit.

Freiheit im Sinne von Beweglichkeit und der Freude des authentischen Selbstausdruckes.

Die vier Grundprinzipien der Kunsttherapie

Die therapeutische Wirkung entfaltet sich in der Kunsttherapie im Wesentlichen in vier verschiedenen Feldern:

Zum ersten durch die **Aktivität** des Malens, des Modellierens oder jeglicher anderen gestaltenden Aktivität wie Kleben, Feilen oder Drucken. Die Aktivität selbst ist heilsam.

Zum zweiten finden wir ein heilendes Potenzial in den verwendeten **Materialien** an sich. Der Ton, mit dem wir modellieren, ist wie Medizin. Der unmittelbare körperliche Kontakt mit dem Material heilt den Menschen, genau wie die Farbe an sich heilsam wirkt.

Zum dritten birgt die Möglichkeit, sich selbst durch das Gestaltete aus einer anderen Perspektive zu betrachten, klärende Aspekte. Sie trägt in sich die Möglichkeit, destruktive Kräfte zu erkennen und zu verwandeln. Wir können durch den Erkenntnisprozess heilende und konstruktive Kräfte wahrnehmen und stärken. Diese dritte Möglichkeit birgt in sich das Potenzial der **Selbsterkenntnis**. Selbsterkenntnis allein ist aber nicht per se heilsam, sie muss um heilsam zu wirken, in einen Prozess der **Selbstakzeptanz** hineinführen.

Zum vierten durch das **Sichtbarmachen** und Ausdrücken von ungesagten oder „unsagbaren“ Inhalten, Erinnerungen, Erlebnissen oder Gefühlen. Das Sichtbarmachen an sich ist heilsam und birgt das Potenzial einer Befreiung von bewusst oder unbewusst bedrückenden und blockierenden Kräften.

Eine konkrete, praktische, kunsttherapeutische Herangehensweise, die die vier oben genannten Wirkungsfelder in einer vorbildlichen Weise vereint, ist die Arbeit mit einer Metamorphose in der plastischen und maltherapeutischen Arbeit.

Ich möchte zunächst die Aufgabenstellung und die konkrete Abfolge der therapeutischen Schritte darstellen.

Praktische Metamorphose

Die folgende Arbeitsanleitung beschreibt die Arbeit in einer Gruppe.

Es ist möglich, auch in einem Einzelsetting mit der Metamorphose zu arbeiten.

Die Arbeitsanleitung besteht aus 14 Kunsttherapeutischen Einheiten: sieben mit dem Arbeitsmaterial Ton und sieben mit Papier und Farbe.

Es hat sich herauskristallisiert, dass viele Teilnehmer sehr gerne abwechselnd modellieren und malen. Es ist hilfreich, Gedanken und Gefühle mit unterschiedlichen Medien ausdrücken zu können.

Wenn vom Übungsleiter oder Klienten gewünscht, ist es problemlos möglich, die Arbeitsanleitung für die eigenen Bedürfnisse so umzugestalten, dass beispielsweise ausschließlich modelliert oder nur gemalt wird, so, dass also sieben der 14 Kunsttherapiestunden verworfen werden.

Zusätzlich zu den 14 kunsttherapeutischen Einheiten sollte idealerweise eine 15. Abschluss-Stunde eingeplant werden.

Je nach Arbeitskontext und der zur Verfügung stehenden Zeit, können die genannten 14 Kunsttherapie-Stunden auch zu sieben Therapie-Stunden zusammengefasst werden, in denen jeweils modelliert ***und*** gemalt wird.

Wenn es der Zeitrahmen erlaubt, beginne ich die Metamorphose mit sieben kleinen Vorbereitungsschritten.

Diese können (z. B. aus Zeitgründen) weggelassen werden. Dann gibt es nur einen einzigen Vorbereitungsschritt, der daraus besteht, dass die Teilnehmer aus Ton eine Kugel formen.

Ich habe in der Arbeit mit der Metamorphose immer zuerst modelliert und danach gemalt. Auch dies kann, wenn erwünscht, vertauscht werden.

Vorbereitender Schritt 1

Ich fordere die Teilnehmer auf, eine Kugel zu formen, so, dass sie gut in ihren Händen liegt, aber nicht ganz von den Händen umschlossen wird.

Es hat sich in der Erfahrung als hilfreich erwiesen, in diesem Prozess mit einer gewissen Größe zu arbeiten. Als eine sich sehr gut für die Arbeit eignende Menge Ton hat sich ***ein Siebtel*** eines 10-kg-Pakets Ton erwiesen.

Vorbereitender Schritt 2

Wenn es die Räumlichkeiten zulassen, bitte ich die Gruppe nun, sich mit ihren Kugeln in den Händen in einen Kreis aufzustellen, die Augen zu schließen und noch einmal ganz die Aufmerksamkeit in die Hände zu lenken. Ich selbst befinde mich als Übungsleiter außerhalb des Kreises.

(Wenn es die Räumlichkeiten nicht zulassen, kann die Gruppe auch z. B. um einen Tisch herum sitzen bleiben. Wenn ich zuvor mit am Tisch gesessen habe, rutsche ich nun mit meinem Stuhl ein Stück zurück, damit ich mich außerhalb der Gruppe befinde.)

Ich sage:

> *„Fühlt die Kugel in euren Händen. Wie schwer ist sie? Wie kalt? Wie feucht? Gibt es noch Einbuchtungen oder Wölbungen, die ihr glätten wollt? Könnt ihr die Kugeln noch runder gestalten?*
>
> *Bitte sagt jetzt spontan in den Raum hinein: Was kommt euch in den Sinn mit dieser Kugel in der Hand? Was für Gedanken und Gefühle entstehen in euch mit dieser Kugel in der Hand?"*

(Bemerke: Es fallen Worte wie „Globus, schwer, kalt, Kugelstoßen etc.")

Vorbereitender Schritt 3

Nun bitte ich die Gruppe, die Augen wieder zu öffnen. Ich bitte darum, dass jeder seine Kugel an seinen rechten Nachbarn gibt. Ich bitte darum, die Kugel, die empfangen wird, nicht zu verändern, nur zu fühlen und schweigend zu erkunden: Was ist anders? Ist sie kälter, schwerer, runder?

Als nächstes bitte ich die Gruppe, diesen Schritt des „nach rechts Gebens“ noch einmal zu machen, wieder kurz zu fühlen, was anders ist, und die Kugel wieder weiter zu geben.

Dieses „Weitergeben und Fühlen“ soll nun so lange gemacht werden, bis jeder wieder seine ursprüngliche Kugel in den Händen hält.

Vorbereitender Schritt 4

Hält jeder wieder seine ursprüngliche Kugel in den Händen, bitte ich die Teilnehmer, aus der Kugel ein Ei zu formen. Steht die Gruppe in einem Kreis, biete ich der Gruppe an, sich dafür wieder einen Moment zu setzen, wer das möchte. Nach einiger Zeit bitte ich darum, mit den gestalteten Ton-Eiern in den Händen, wieder einen Kreis zu formieren. Wieder bitte ich darum, die Augen zu schließen und spontan in den Raum hinein zu sagen, was für Gedanken und Gefühle in den Sinn kommen.

„Was für Gedanken und Gefühle entstehen in euch mit diesem Ei in der Hand?“

(Es kommen Worte wie „Ostern, Anfang, Frühstücksei, geborgen, behütet, Straußenei …)

Vorbereitender Schritt 5

Danach bitte ich darum, genau wie bei der Kugel, das Ei dem rechten Nachbarn zu geben und zu fühlen, was bei dem empfangenen Ei anders als beim eigenen ist. Das „Weitergeben und Fühlen“ wird genau wie bei der Kugel so lange fortgeführt, bis jeder sein ursprüngliches Ei wieder in den Händen hält.

Vorbereitender Schritt 6

Ich sage der Gruppe, dass wir noch eine letzte „Rumgebe-Übung“ machen. Hierfür bitte ich die Teilnehmer, zuerst eine ***kleine*** Veränderung an ihrem Ei vorzunehmen. Irgendeine ***kleine*** Veränderung. Eine Ausbuchtung, eine Wölbung, eine Kerbe, eine Markierung. Ich bitte darum, das Ei irgendwie zu verändern, so, dass es nicht mehr „nur" ein Ei ist. So, dass das Ei irgendwie individueller geworden ist.

Vorbereitender Schritt 7

Es folgt nun die letzte „Rumgebe-Übung". Die Teilnehmer sollen sehen und fühlen, was die anderen für eine kleine Veränderung gestaltet haben. Ich weise noch einmal darauf hin, die Formen der anderen bitte nicht zu verändern, sondern nur kurz zu halten, zu betrachten und zu fühlen. Hat jeder wieder seine eigene Form in den Händen, bitte ich darum (soweit die Gruppe in einem Kreis steht) zu den eigenen Plätzen (beispielsweise an einen Tisch) zurückzukehren.

Hier beginnt der eigentliche erste Schritt der Metamorphose. Wenn ich in dieser Arbeitsanleitung in der wörtlichen Rede schreibe, **wiederhole ich einige Dinge, genau so, wie ich in der Arbeit mit den Teilnehmern auch einige Dinge mehrmals sage.** Dies mag zunächst in der schriftlichen Form ungewohnt erscheinen, ich habe mich aber entschieden, in diesem Buch so nahe wie möglich an den tatsächlich gesprochenen Worten meiner Anleitung zu bleiben.

Praktische Metamorphose Schritt 1A

Geborgenheit (Saturn, Einfachheit, Ruhe und Wärme)
Arbeitsmaterial: Ton

Ich sage den Teilnehmern:

> *„Bitte macht die folgende Übung nach Möglichkeit die ganze Zeit mit geschlossenen Augen.*
>
> *Ich werde die Übung erst erklären und euch dann bitten, die Augen zu schließen und mit der Übung zu beginnen.*
>
> *Bei der Übung haltet ihr den Ton in euren Händen und begebt euch mit euren Gedanken an einen Ort, an dem ihr euch geborgen fühlt.*
>
> *Der Ort kann ein konkreter Ort sein, z. B. am Meer, im Wald, im Bett, allein oder zu zweit, im Fußballstadion oder auf einem Sofa im Wohnzimmer, es ist ganz egal wo, Hauptsache ihr fühlt euch dort geborgen.*
>
> *Es kann ein Ort aus eurer Fantasie sein, in den Wolken, unter Wasser, in einer Traumwelt, egal wo.*
>
> *Es macht nichts, wenn ihr keinen konkreten Ort findet, dies ist nur eine Brücke, um euch mit dem Gefühl der Geborgenheit in Verbindung zu bringen.*
>
> *Erinnert euch an einen Moment, an dem ihr euch ganz wohl und geborgen gefühlt habt.*
>
> *Ihr könnt während der Übung auch zwischen verschiedenen Orten hin- und herwechseln.*
>
> *Oder ihr seid einfach hier, im Hier und Jetzt, geborgen.*
>
> *Hier ist es warm, hier sind liebe Menschen.*

Alles ist gut. Hier.

Während der Übung verweilt ihr dort, wo ihr euch geborgen fühlt.

Wenn eure Gedanken abschweifen, setzt ihr sie auf eine Wolke, und lasst sie fliegen und ihr kehrt dorthin zurück, wo ihr euch ganz und gar wohlfühlt.

Ihr könnt dem Ton genau die Form geben, die ihr euch wünscht. Genau die Form, die ihr gerne in den Händen haltet.

Es geht ganz und gar nicht darum, wie die Form, die ihr gestaltet, am Ende aussieht. Es geht einzig darum, dass ihr etwas gestaltet, was ihr gerne in den Händen haltet, etwas, das ihr gerne festhaltet.

Bitte nehmt jetzt den Ton in eure Hände und verbindet euch mit dem Gefühl der Geborgenheit.

Bitte schließt jetzt die Augen. Die Übung beginnt.

Geht mit eurer Aufmerksamkeit ganz in eure Hände:

Fühlt den Ton. Gebt dem Ton eine Form, die ihr gerne in den Händen haltet.

Was für eine Wölbung, was für eine Form haltet ihr gerne in den Händen?

Vielleicht wollt ihr den Ton gar nicht verändern; vielleicht wollt ihr nur ein wenig drücken, vielleicht wollt ihr ein wenig ziehen oder drehen. Wichtig ist nur, was für eine Form ihr gerne in den Händen haltet.

Wie fühlt es sich richtig gut an in euren Händen?

Geht an einen Ort in euch, wo ihr euch ganz geborgen fühlt.

Aus diesem Gefühl der Geborgenheit heraus geht in eure Hände,

gestaltet eine Form, die ihr gerne in den Händen haltet.

Wenn eure Gedanken abschweifen, kommt zurück an euren Ort der Geborgenheit,

kommt zurück in eure Hände.

Ganz einfach. Ruhe.

Wärme. Geborgenheit.

Einfach. Wärme.

Geborgen. …"

Manchmal unterstütze ich die Übung, indem ich während der Phase des Gestaltens einige Klangschalen oder Klangröhren spiele.

Je nach Gruppe oder Gruppendynamik und je nach vorhandenem Setting und dem vorgegebenen Zeitplan (der nach Örtlichkeit und Kontext sehr unterschiedlich sein kann) beende ich die Übung nach fünf oder auch erst nach 20 Minuten mit den Worten:

„Bitte beendet die Übung ganz langsam und ganz allmählich in den nächsten Minuten. Verweilt noch ein wenig in euren Händen, verweilt noch ein wenig an dem Ort, an dem ihr euch geborgen fühlt."

Einige Zeit später sage ich dann:

„Bitte fühlt jetzt den Boden unter euren Füßen, kommt langsam zurück, öffnet die Augen, kommt wieder ganz an. Bitte stellt die Skulpturen vor euch hin, steht auf, reckt euch und streckt euch einmal und macht einen kleinen Spaziergang durch den Raum, und schaut, was die anderen gestaltet haben."

Nach ein oder zwei Minuten bitte ich dann alle, mit mir an den Platz eines Teilnehmers zu kommen, den ich ausgewählt habe. Ich bitte diesen Teilnehmer, seine Skulptur in die Hand zu nehmen und der Gruppe zu erzählen, wo er sich mit seinen Gedanken und Gefühlen hinbegeben hat und wie er die Übung erlebt hat.

Dann bitte ich die Teilnehmer nacheinander das Gleiche zu tun: Die eigene Skulptur in den Händen zu halten und der Gruppe zu berichten, wo sie sich mit ihren Gedanken und Gefühlen hinbegeben haben und wie sie die Übung erlebt haben.

(Teilnehmer berichten z. B., sie waren am Strand, oder im Bett mit einem Partner. Oder sie berichten, dass sie die Übung als sehr angenehm und entspannend erlebt haben, oder auch, dass sie sich sehr unruhig und unglücklich gefühlt haben.)

Praktische Metamorphose Schritt 1B

Geborgenheit (Saturn, Einfachheit, Ruhe und Wärme)
Arbeitsmaterial: Farbe und Papier

Ich bitte die Teilnehmer, sich ein Blatt Papier zu nehmen und sich, wenn an einer Staffelei gemalt wird, davor zu stellen, oder, wenn an Tischen gemalt wird, davor zu setzen.

Ich bitte die Teilnehmer, für einen Augenblick die Augen zu schließen.

Ich sage ihnen, dass ich ihnen einige Worte geben werde und bitte sie, diese Worte in ihrem Gemüt wirken zu lassen:

„Wenn ich euch die Worte gebe, dann macht bitte die Augen zu und lasst die Worte in eurem Gemüt wirken. Ich sage Bescheid, wenn es losgeht. Schaue dann in Dich hinein und siehe, welche Farbe in dir auftaucht. Schaue dann, welche Farbe besonders stark in dir auftaucht. Ich bitte Dich, wenn Du dann eine Farbe gefunden hast, ein Bild in dieser Farbstimmung zu malen. Mit Farbstimmung meine ich, dass diese Farbe in dem Bild, das Du malst, vorherrscht. Du kannst viele verschiedene Abstufungen und Töne dieser Farbe auf das Bild malen; auch andere Farben, aber ich bitte Dich, dass eine Farbe vorherrscht. Wenn Du zum Beispiel aufs Meer schaust, siehst Du im Himmel und im Wasser sehr viele verschiedene Abstufungen von Blau. Wenn Du aufs Meer schaust, ist die Farbstimmung Blau. Vielleicht gibt es auch weiße Wolken oder ein rotes Segelschiff, aber die Grundstimmung ist Blau. Oder, wenn Du im Sommer in den Wald schaust, ist die Farbstimmung Grün, vielleicht scheinen auch helle, gelbliche Sonnenstrahlen durch das Blätterdach und die Bäume und der Waldboden sind braun, oder es gibt einen roten Fliegenpilz, aber die Grundstimmung ist Grün.

Ich bitte Dich also, ein Bild in einer Farbstimmung zu malen, Du kannst verschiedene Farben benutzen, aber eine sollte vorherrschen. Mische auch Farben: Wenn die Farbe, die in dir auftaucht, Rot ist, dann siehe, was passiert, wenn Du ein ganz kleines bisschen Gelb hinzufügst, dann wird das Rot etwas heller und bewegt sich Richtung Orange, vielleicht entspricht dieses Rot noch mehr dem, was Du innerlich gesehen hast. Oder füge einen kleinen Tropfen Blau hinzu, dann bewegt sich das Rot ein ganz klein wenig in Richtung Lila. Experimentiere und male ein Bild in einer Farbstimmung, ein Bild in welchem eine Farbe, vielleicht in vielen verschiedenen Abstufungen vorherrscht. Nimm die Übung spielerisch und leicht.

Wenn gar keine Farbe in Dir auftaucht, ist das auch nicht schlimm.

Dann greifst Du mit geschlossenen Augen zu einer Farbe und fängst mit dieser an zu malen.

Wenn Dir für diese Übung keine Symbole oder Gegenstände einfallen, ist das für diese Übung ideal. Es geht nicht darum, etwas abzubilden, sondern nur darum, die Farbe zu erleben. Bedecke das Papier einfach mit Farbe und ich bitte Dich darum, wirklich das ganze Papier mit Farbe zu bedecken. Wenn Du Weiß siehst, dann male bitte Weiß, und lass nicht einfach das Papier leer.

Schließe jetzt bitte für einen Moment Deine Augen.

Lasse die Worte in Deinem Gemüt wirken, und schaue, welche Farbe auftaucht.

Die Worte, die ich Dir gebe, sind:

Ruhe, Wärme, Geborgenheit.

Ganz ruhig, ganz einfach, ganz warm, ganz geborgen.

Ruhig. Warm. Geborgen.

Wenn Du eine Farbe gefunden hast, öffne bitte die Augen und nimm Dir die Farben, mit denen Du malen willst, male ein Bild in einer Farbstimmung und bedecke bitte das ganze Bild mit Farbe."

Wenn alle Bilder gemalt sind, bitte ich die Teilnehmer wieder, einen kleinen Spaziergang durch den Raum zu machen und zu schauen, was für Bilder entstanden sind.

Nach einigen Minuten bitte ich dann darum, dass sich alle um ein Bild versammeln, das ich spontan auswähle als Beginn der „Betrachtungsrunde".

Ich bitte die Teilnehmer dann, nacheinander der Gruppe etwas über ihr Bild zu erzählen. Wie ist es ihnen ergangen, wie haben sie die Übung empfunden?

Wenn es die Zeit erlaubt, können sich bei einer Abschlussrunde die Teilnehmer noch einmal über das Thema Geborgenheit austauschen:

Was brauchen wir, um uns geborgen zu fühlen? Wann fühlen wir uns ***nicht*** geborgen und was sind die Strategien, die wir anwenden, um in uns Geborgenheit zu finden?

PRAKTISCHE METAMORPHOSE SCHRITT 2A

Lebendigkeit und Spiel (Sonne, Heiterkeit, Leichtigkeit, Kindlichkeit und Vitalität, „Ja")
Arbeitsmaterial: Ton

Ich bitte die Teilnehmer, sich ein Stück Ton zu nehmen und aus ihrer Erinnerung heraus ***noch einmal*** die Skulptur zu gestalten, die sie in der letzten Kunsttherapiestunde zum Thema ***Geborgenheit*** geformt haben.

Dieses Mal mit geöffneten Augen.

Wir brauchen die Form der Skulptur vom letzten Mal noch einmal, um sie verwandeln zu können.

Wichtig ist uns hierbei die Geste, die Grundform der ersten Skulptur.

Es ist ***nicht*** wichtig, dass sie ***ganz genau so*** aussieht; aber ich bitte die Teilnehmer, sie so ähnlich, wie es ihnen möglich ist, noch einmal zu gestalten. Wichtig ist die grundsätzliche Geste der vorangegangenen Skulptur.

Vielleicht möchten sich die Teilnehmer, bevor sie anfangen zu arbeiten, die Skulpturen aus der letzten Stunde noch einmal anschauen.

Vielleicht willst Du die Teilnehmer auch auffordern, ganz aus der Erinnerung heraus zu arbeiten. Entscheide es, wie Du möchtest.

Wichtig ist, dass die Teilnehmer sich an ***die Arbeit mit der Geborgenheit*** erinnern.

Die Skulptur, die sie jetzt gestalten, werden sie nach dieser Erinnerung wieder verändern.

Während die Teilnehmer eine Art Zwilling ihrer ersten ***Skulptur der Geborgenheit*** noch einmal gestalten, bitte ich sie, etwas von sich zu verraten:

> *„Bitte erzählt der Gruppe, einer nach dem anderen, während ihr die Skulptur für die Geborgenheit noch einmal gestaltet, was ihr als kleine Menschen gespielt habt. Was habt ihr als kleine Kinder gespielt, bevor ihr zur Schule kamt oder zu Beginn Eurer Schulzeit?"*

(Die Teilnehmer erzählen von Cowboy und Indianer, Höhlen bauen, Gummihopser, Murmeln, Barbie …)

Wenn alle Teilnehmer in etwa die Grundform ihrer ***Geborgenheits-Skulptur*** noch einmal gestaltet haben und alle eine kurze Erinnerung der Spiele ihrer Kindheit geteilt haben, bedanke ich mich für das Teilen in der Gruppe und sage:

„Ich bitte euch nun, diese Skulptur der Geborgenheit, der Ruhe, Einfachheit und Wärme zu verwandeln in eine Form der Lebendigkeit.

In der Natur finden wir so eine Metamorphose z. B. dort, wo sich aus dem Froschlaich heraus die Kaulquappe entwickelt. Der Froschlaich ist zunächst eine ganz einfache Kugel mit einem dunklen Zentrum. Diese entwickelt sich nach und nach, beginnt zu pochen und sich zu bewegen und schließlich kommt die quirlige und so offensichtlich lebendige Kaulquappe heraus.

Der Froschlaich ist die Geborgenheit, die Kaulquappe die Lebendigkeit.

Oder wir betrachten eine Kastanie: Wir nehmen hier als Anfangspunkt den Zustand, einige Tage bevor die Kastanie blüht. Die Kastanienblütenknospen befinden sich an kerzenförmigen Strukturen, die selbst an kleine Bäume erinnern. Bevor sie zu blühen beginnen, finden wir an diesen zukünftigen Blüten-Kerzen kleine kugelförmige Knospen. Diese kleinen Kugeln sind die Geborgenheit. Sie verwandeln sich in die wunderschönen Blüten, die sich der Sonne öffnen und die Bienen rufen. Das ist die Lebendigkeit. Ich bitte euch, eure in sich ruhenden, einfachen Skulpturen der Geborgenheit zu verwandeln in Formen, die ganz lebendig sind, wie die Kaulquappe. Verwandelt eure Skulpturen in Formen, die heiter und fröhlich der Sonne entgegenstreben. Vielleicht schließt ihr für einen Moment die Augen und verbindet euch mit einem Gefühl der Heiterkeit, der Lebendigkeit und des Spiels und schaut, was eure Hände machen. Stellt euch vor, der Ton in euren Händen wird lebendig, bewegt sich. Verbindet euch mit dem Gefühl der Heiterkeit, der Lebendigkeit und des Spiels. Fühlt, wie der Ton in euren Händen lebendig wird. Gestaltet eine lebendige Form. Beginnt diese Übung bitte jetzt mit geschlossenen Augen. Nach einiger Zeit könnt ihr die Augen öffnen und dann diese Übung mit geöffneten Augen weitermachen, manchmal ist es aber hilfreich, die Augen zwischendurch wieder für einen Moment zu schließen, um ganz in die Hände zu kommen und zu fühlen.

Stellt euch vor, die Form in euren Händen beginnt sich zu bewegen. Vielleicht klopft dort ein Herz. Sie bewegt sich, sie dreht sich vielleicht. Folgt euren Händen. Folgt dem Ton. Ganz lebendig. Ganz heiter. Ganz unbeschwert. Leichtigkeit. Spiel."

Nach der zur Verfügung stehenden Zeit bitte ich die Teilnehmer, langsam zum Ende zu kommen.

Ich bitte sie wieder, einen kleinen Spaziergang durch den Raum zu machen und zu schauen, was für Formen entstanden sind. Dann bitte ich die Teilnehmer, ihre ursprüngliche, erste Skulptur der ***Geborgenheit*** zu holen und diese neben ihre Skulptur der ***Lebendigkeit*** zu stellen. Jetzt wähle ich wieder einen Teilnehmer aus, bei dem wir beginnen, gemeinsam zu schauen und ich bitte die Gruppe, gemeinsam mit mir zu seinen Skulpturen zu gehen. Ich bitte den Teilnehmer uns zu erzählen, wie es ihm ergangen ist, was er im Prozess erlebt hat und wie er sich fühlt.

Die besondere Aufmerksamkeit lenke ich auf die Verwandlung des einen Zustandes in einen anderen hinein. Der Teilnehmer hat nun seine „***Geborgenheits-Skulptur***" und seine „***Lebendigkeits-Skulptur***" nebeneinander auf seinem Arbeitsplatz stehen. Ich frage:

„Wie war es für Dich, die Skulptur der Geborgenheit zu verändern? Wie bist Du aus der Form der Geborgenheit in die Form der Lebendigkeit gelangt? Hast Du die erste Form zusammengedrückt oder auseinandergezogen? Was hast Du bei der Verwandlung empfunden?"

Wieder kommen alle Teilnehmer der Gruppe nacheinander an die

Reihe, um von ihren Skulpturen und Erfahrungen zu berichten.

(Die Teilnehmer sagen dann vielleicht, dass sie Widerstand und Unwillen empfanden, ihre ***Geborgenheits-Skulptur*** zu verändern, oder, dass sie große Freude dabei empfanden, die ***Geborgenheit*** in die ***Lebendigkeit*** zu verwandeln.)

In einer gemeinsamen Abschlussrunde kann z. B. darüber gesprochen werden, was die Teilnehmer heute gerne spielen oder wann sie sich besonders heiter oder lebendig fühlen. Wann und wo haben sie sich das letzte Mal besonders lebendig gefühlt?

Praktische Metamorphose Schritt 2B

Lebendigkeit und Spiel (Sonne, Heiterkeit, Leichtigkeit, Kindlichkeit und Vitalität)
Arbeitsmaterial: Farbe und Papier

Ich bitte die Teilnehmer wieder, ein Bild zu malen. Bevor sie sich jedoch die Farben nehmen, bitte ich sie, wieder für einen kleinen Moment die Augen zu schließen. Ich sage:

> *„Ich werde euch wieder einige Worte geben und bitte euch, diese in eurem Gemüt wirken zu lassen. Bitte schaut nach einer Farbe, die in euch auftaucht. Bitte malt ein Bild in dieser Farbstimmung. Bitte bedeckt das ganze Blatt mit Farbe.*
>
> *Die Worte, die ich euch gebe sind:*
>
> *Die Sonne, Lebendigkeit, Spiel.*
>
> *Ganz heiter, ganz lebendig, ganz unbeschwert.*
>
> *Die Sonne, lebendig, Spiel.*
>
> *Ganz leicht, ganz heiter,*
>
> *lebendig, Spiel.*
>
> *Wenn ihr eine Farbe gefunden habt, öffnet bitte eure Augen und nehmt euch Farbe zum Malen und malt ein Bild in dieser Farbstimmung.“*

Je nach zur Verfügung stehender Zeit bitte ich die Teilnehmer, langsam mit den Bildern zum Ende zu kommen.
Wieder lasse ich die Teilnehmer etwas über ihr Bild erzählen und ich bitte sie, mit der Gruppe zu teilen, was sie dabei erlebt und empfunden haben. Wenn es die Zeit und die Gruppendynamik erlauben und es Raum dafür gibt, gehe ich, bevor es an die künstlerische Gestaltung der

Aufgabe geht, mit der Gruppe auf einen Rasen und laufe und hüpfe mit ihnen zusammen kindlich und albern im Kreis herum. Ob ich dies mache, entscheide ich aus dem Gefühl heraus, ob die Gruppe dazu bereit und in der Lage ist.

Ich kann diese „Sonnen-Bewegungsübung“ vor der Arbeit mit dem Ton oder vor der Arbeit mit Farbe und Papier machen oder vor beiden Sonnen-Arbeitsschritten.

Praktische Metamorphose Schritt 3A

Abgrenzung (Der Mond, Rückzug, Verhärtung, „Nein")
Arbeitsmaterial: Ton

Ich bitte die Teilnehmer, aus der Erinnerung heraus noch einmal die Skulptur für „Lebendigkeit, die Sonne und Spiel" zu gestalten. Wir brauchen diesen letzten Schritt noch einmal, um mit unserer Reise fortfahren zu können.

Ich bitte die Teilnehmer, ***während sie ihre Sonnen-Skulptur noch einmal formen***, zu erzählen, was ihnen spontan in den Sinn kommt, wenn sie sich daran erinnern, wie sie als Kinder ins Bett geschickt wurden.

Ich bitte sie, sich vorzustellen, dass sie kleine Kinder sind, die von ihren Eltern die Anweisung bekommen, jetzt schlafen zu gehen.

> *„Bitte teile mit der Gruppe eine Erinnerung. Irgendetwas, das dir in den Sinn kommt, wenn Du Dich daran erinnerst, wie es war, als kleiner Junge oder als kleines Mädchen ins Bett geschickt zu werden:*
>
> *Es ist Schlafenszeit. Ab ins Bett!*
>
> *Was kommt dir in den Sinn?"*

(Die Teilnehmer erzählen der Gruppe meist von sehr unterschiedlichen Erinnerungen und damit verbundenen Gefühlen. Sie erzählen von der Freude im Bett mit Geschwistern zu spielen, sie erzählen von Gutenachtgeschichten, dem Sandmännchen und Gutenachtgebeten, vom Lesen unter der Bettdecke mit einer Taschenlampe oder auch von großem Unwillen, von Trotz und Angst vor der Dunkelheit und vielleicht von dem Wunsch ein Licht anzulassen.)

Von den Eltern zum Schlafen ins Bett geschickt zu werden beinhaltet ***verschiedene Ebenen der Abgrenzung***. Die Eltern wollen sich von den Kindern abgrenzen und allein sein. Das Kind wird allein oder mit

Geschwistern fast immer in einem anderen Raum als die Erwachsenen untergebracht. Und letztendlich geschieht im Menschen selbst in dem Prozess des Einschlafens eine Abgrenzung vom Tagesbewusstsein. In dem Moment, in dem wir einschlafen, grenzen wir uns von unseren eigenen Gedanken ab, um zur Ruhe kommen zu können.

Unsere dritte Phase in der Metamorphose ist ein Rückzug, eine Abgrenzung. Wir erinnern uns an unseren allerersten Schritt in der Metamorphose: die Geborgenheit. Da sind wir geschützt wie ein Embryo im Bauch seiner Mutter. Wir brauchen für diesen Schutz nichts zu unternehmen. Wir sind einfach da. Wir werden geschützt.

Jetzt, nach der Lebendigkeit, nach dem Aufblühen kommt als nächster Schritt eine Abgrenzung, eine Verhärtung, in der wir uns ***aktiv*** abgrenzen und „Nein" sagen.

Die Blüten der Kastanie verwandeln sich in stachelige Kugeln. Der harte Kastanienkern wird von einer stacheligen Hülle geschützt. Es ist eine ganz andere Geste, als die zarte, blühende Kastanienkerze. Es ist eine Geste der Abgrenzung. Wir können auch sagen, der Sonnen-Zustand ist ein Zustand, der zu allem in der Welt „Ja" sagt, jetzt kommt die Gegenbewegung, es entsteht das „Nein".

Ich sage den Teilnehmern:

> *„Ich werde euch die Übung erst erklären und euch dann sagen, wann die Übung beginnt.*
>
> *Der nächste Schritt in unserer Metamorphose ist eine Abgrenzung. Ich bitte euch, aus eurer Form für Lebendigkeit und Spiel eine Form der Abgrenzung, eine Form des Rückzuges zu gestalten. So wie die Blüte der Kastanie zur Welt „Ja" gesagt hat und die Bienen mit ihrem Duft angelockt hat, so sagt sie jetzt „Nein" und verschließt einen harten Kern in einer stacheligen Hülle.*
>
> *Vielleicht macht ihr wieder für einen kleinen Moment die Augen zu, fühlt eure „Sonnen-Form" in den Händen und stellt euch vor, dass ihr euch zurückzieht, dass ihr euch abgrenzt, dass ihr „Nein" sagt. Arbeitet mit geschlossenen Augen oder mit geöffneten Augen. Schaut, was eure Hände tun wollen. Gestaltet aus Eurer Form für Lebendig-*

keit, die Sonne und Spiel eine Form der Abgrenzung, eine Form des Rückzugs, eine Nein-Form.

Bitte schließt jetzt eure Augen. Die Übung beginnt. Im Laufe der Übung könnt ihr eure Augen wieder öffnen und mit geöffneten Augen weiterarbeiten, wenn ihr dies möchtet.

Stellt euch vor, die Form, die ihr in den Händen haltet, will allein sein. Sagt zu euch selbst: Ich will allein sein. Ich will ganz allein sein. Die Form in euren Händen will ganz allein sein. Sie will sich abgrenzen, sich zurückziehen. Folgt dem Ton, folgt euren Händen.

Ich will ganz allein sein."

Nach der zur Verfügung stehenden Zeit bitte ich die Teilnehmer, langsam zum Ende zu kommen und die Skulptur fertig zu gestalten. Ich bitte nun darum, die vorangegangene Sonnen-Skulptur zu holen und sie neben diese neue Mond-Skulptur zu stellen.

Ich bitte die Teilnehmer zu erzählen, was sie erlebt haben.

(Die Teilnehmer erzählen z. B., dass es ihnen sehr schwerviel sich abzugrenzen, dass sie sich in der neuen Form eingesperrt fühlen, oder, dass sie viel Spaß am Rückzug-Gestalten hatten. Oder sie erzählen vielleicht, dass sie sich nicht ganz abgrenzen mögen, nur ein bisschen.)

Ich lenke die Aufmerksamkeit besonders auf diesen Prozess der Verwandlung von der einen Form in die andere. Wie hat es sich beispielsweise angefühlt, eine sehr offene Form nur teilweise oder ganz zu verschließen?

Die Abgrenzung und der Rückzug gehören zum Mond-Tag. In der emotionalen Welt einiger „mondfühliger" Menschen spiegeln sich die unterschiedlichen Mondphasen im inneren Erleben. Besonders bei Vollmond neigen so veranlagte Menschen zu Schlaflosigkeit. Das Zunehmen und Abnehmen des Mondes verweist auch auf einen Gefühlszustand, der eine Sehnsucht nach Abgrenzung, eine Sehnsucht nach einem „Nein" hervorruft. ***Es ist das emotionale Auf und Ab***

und das Hin und Her der Gedanken, gegen das wir uns abgrenzen wollen, wenn wir schlafen gehen.

In der Formensprache der Natur zieht die Kaulquappe ihren quirligen, sehr beweglichen Schwanz wieder in den Körper hinein. Der Frosch entsteht. Er ist in seiner Form kompakter als die Kaulquappe.

Wenn es die Zeit, der Raum und die Gruppendynamik erlauben, gehe ich, bevor es an die künstlerische Gestaltung der Aufgabe geht, mit der Gruppe auf eine freie Fläche und bitte die Teilnehmer, sich einen Partner zu suchen und diesen (vorsichtig) an den Armen zu ziehen oder an den Schultern zu schieben, und zwar abwechselnd: ziehen und schieben. Ich mache diese „Mond-Körperübung" nur in seltenen Fällen, wenn ich mir sicher bin, dass die Gruppe damit umgehen kann. Ich erkläre, dass ich damit bezwecke, ein Gefühl hervorzurufen, in welchem wir „in Ruhe gelassen" werden wollen.

Zwischenschritt: Die gleichzeitige Betrachtung der ersten drei Zustände der Metamorphose

Nachdem die Teilnehmer die Sonnen-Skulptur und die Mond-Skulptur zusammen betrachtet haben, bitte ich darum, auch den allerersten Schritt dazuzustellen.

Jeder Teilnehmer hat nun ***Geborgenheit***, ***Lebendigkeit*** und ***Abgrenzung*** vor sich stehen.

Diese ersten drei Schritte der Metamorphose beinhalten auf eine einfache und anschauliche Weise essentielle Prinzipien des Lebens:

Das Einatmen (Sonne, sich öffnen) und Ausatmen (Mond, sich verschließen) und die Atempause, der Moment zwischen Ein- und Ausatmen (Saturn, Ruhe, Geborgenheit).

Ich bitte die Teilnehmer, sich selbst innerhalb dieser drei Zustände zu verorten:

Wo befindest Du Dich momentan?
Welche dieser Energien ist zurzeit am stärksten in dir anwesend?
Wann fällt es dir leicht, Dich zu öffnen?
Wann fällt es dir leicht, Dich abzugrenzen?
Wäre es eine gute Erfahrung, die Mond-Form (noch) mehr zu verschließen oder die Sonnen-Form (noch) mehr zu öffnen?

Diese ersten drei Schritte der Metamorphose sind, wenn sie zu ***vollständig entwickelten Fähigkeiten*** eines Menschen werden, ein großer Reichtum:

So kann ich mich ganz der Welt, einem Partner, der Liebe oder einer neuen Erfahrung öffnen.

Ich bin ganz in der Lage „Ja" zu sagen, zur Welt und zur Schöpfung.

Und: Ich kann mich vollständig zurückziehen. Ich bin in der Lage, mich ganz auf mich selbst zu berufen. Ich kann im Mond-Zustand ***Kraft***

schöpfen aus meinem innersten Kern, meiner authentischen, unverletzlichen Individualität.

Im Sonnen-Zustand kann ich Kraft schöpfen aus meiner Umwelt. Ich kann Kraft schöpfen aus Lebensfreude und Kraft schöpfen aus der Welt der Sinne.

Durch die Fähigkeit ganz „Ja“ oder ganz „Nein“ zu sagen, bin ich beweglich und selbstbestimmt. Die dritte Kraft (der Beginn der Metamorphose), ***Ruhe, Wärme und Geborgenheit***, bildet ***das Fundament*** auf dem ich stehe: Diese dritte Kraft ist mein Seelenfrieden.

Sie ist die Voraussetzung für meine Fähigkeit mich zu öffnen oder zu verschließen. Sie ist die Atempause zwischen Einatmen und Ausatmen und gleichsam die Pause zwischen Ausatmen und Einatmen.

Relativ häufig haben Teilnehmer Schwierigkeiten darin, in ihren Skulpturen ein konsequentes „Ja“ oder ein konsequentes „Nein“ zu gestalten. Grundsätzlich findet die Gruppe aber immer ein Einvernehmen darüber, dass wir am meisten Energie zur Verfügung haben, wenn wir vollständig einatmen und vollständig ausatmen können.

Es besteht kein Zweifel daran, dass wir am glücklichsten sind, wenn wir sowohl in der Lage sind, tief und fest zu schlafen, wie auch die Fähigkeit besitzen, geistig hellwach, klar und vollkommen anwesend zu sein.

Es gibt sowohl in zwischenmenschlichen Abhängigkeiten wie auch in substanzbedingten Süchten destruktive Allianzen, die nur durch konsequentes Abgrenzen aufgebrochen werden können.

Für einen Heroinabhängigen werden Heilungsbemühungen wahrscheinlich erfolglos sein, wenn er sich nicht vollständig abgrenzt, sondern z. B. immer montags weiterhin Heroin nehmen will.

Ein Mensch, der sich von einem gewalttätigen Ehepartner lösen will, wird den Prozess selbst sabotieren, wenn er demjenigen, von dem er sich trennen will, z. B. weiterhin montags die Türen öffnet und sich schlagen lässt.

Für die emotionale Vollständigkeit ist die Fähigkeit, ohne Einschränkung „Nein“ sagen zu können, unabdingbar.

Wenn in einem kunsttherapeutischen Prozess das Thema Abgrenzung von zentraler Bedeutung ist, sollte der Klient ermutigt werden, Bilder und Skulpturen zu gestalten, in denen er seine Abgrenzung so konsequent wie möglich zum Ausdruck bringt.

Nehmen wir beispielsweise an, dass ein Klient mit einer Abgrenzungs-Problematik als „Mond-Form" eine Skulptur gestaltet, die in ihrer Formensprache sehr verwundbar und offen erscheint. Hier kann es Aufgabe des Therapeuten sein, den Klienten darauf hinzuweisen, dass sich diese Mond-Skulptur in ihrer Formensprache nicht wirklich abgrenzt, dass sie in der vorliegenden Gestalt nur ein Übergang zu einem tatsächlichen „Nein" sein kann.

Für Teilnehmer, deren Anliegen es ist, einen größeren emotionalen Reichtum zurückzuerlangen, kann es hilfreich sein, ihre Sonnen-Skulptur so zu gestalten, dass sie sich in ihrer Formensprache tatsächlich bedingungslos für „die Welt" öffnet.

Immer ganz offen in unserer Welt zu sein ist energetisch nicht möglich.

Lebe ich beispielsweise in einer Großstadt, ***muss*** ich mich emotional abgrenzen, wenn ich mit den öffentlichen Verkehrsmitteln unterwegs bin. Es ist sonst zu kraftraubend, zu erschöpfend. Wenn ich mich aber in einem geschützten Raum befinde, büße ich einen großen Teil meines emotionalen Reichtums ein, wenn ich mich nicht öffnen kann.

Alle Zustände der Metamorphose sind temporäre Idealzustände.

Es sind Bewusstseinszustände, die sich in einem unentwegten Wandel befinden.

Die Klienten werden ermutigt, einen künstlerischen Ausdruck dafür zu finden, sich ganz zu öffnen, ganz „Ja" zu sagen. Diese Fähigkeit ist z. B. bei einem Naturerlebnis, einem Spaziergang im Wald, am Meer oder in den Bergen, beim Erleben des Sonnenaufgangs oder Sonnenuntergangs oder beim Betrachten des Sternenhimmels ein großer Schatz; und diese Fähigkeit ist auch für eine tiefe, vertrauensvolle Beziehung notwendig. Hier existiert ein Paradox in der deutschen Sprache:

Wir haben den Mut uns ***zu öffnen****, wenn wir unsere Gefühle ganz* ***zulassen****.*

In der Natur ist es für die Kastanie lebensnotwendig, den Kastanien-Kern vollständig mit einer stacheligen Hülle zu schützen. Ist diese Hülle nicht vollständig verschlossen und Regen dringt ein, wird der Kern faulig. Gleichsam muss sich die Kastanienblüte ganz öffnen, damit sie von den Bienen bestäubt werden kann.

Diese drei ersten Schritte der Metamorphose werden als Gemütszustände pathologisch, wenn sie sich nicht abwechseln oder wenn sie sich in einem chronischen Ungleichgewicht befinden:

Verweile ich über einen langen Zeitraum ausschließlich im ersten (Saturn) Zustand, werde ich phlegmatisch und antriebslos, ideenlos, freudlos, energielos; ich lebe dann ganz ohne Kreativität. Die Ruhe, Einfachheit und Geborgenheit hat sich in lähmende Langsamkeit und Schwere verwandelt.

Komme ich dahingegen aus einem „Sonnen-Zustand" nicht mehr heraus, bin ich über alle Maßen extrovertiert. Ich verausgabe mich und werde zu einem anstrengenden Zeitgenossen, der sich unentwegt mitteilen muss. Eine Manie können wir hier verorten. In einer Überdosis „Sonnen-Zustand" verbrennt der Betroffene in seinem Bedürfnis zu feiern, sich zu verströmen, sich pausenlos an vielen Orten und in vielen Menschen zu verlieren.

Erlebt ein Mensch zu viele Mond-Tage in Folge, wird aus der Fähigkeit sich abzugrenzen eine Depression und Paranoia. Die Umwelt wird als feindlich wahrgenommen. Die Fähigkeit sich abzugrenzen verwandelt sich in ein selbstgebautes Gefängnis. *Glück und Selbstbestimmung wird erlebt, wenn wir die Freiheit besitzen, uns in unterschiedlichen Gemütszuständen zu bewegen.*

Rudolf Steiner gibt in seinem Buch *Die Geheimwissenschaft im Umriss* für die ersten drei Schritte der Metamorphose folgende Beschreibungen:

> *Im Urbeginn der Welt, am Anfang der Schöpfung, gab es nichts als Wärme und Wille.*

Diesen Zustand nennt Steiner den Saturn-Zustand. Der Saturn-Tag in der Woche ist der Samstag, englisch Saturday, es ist der Sabbat, der Ruhetag in der jüdischen Tradition. Am Sabbat wird nicht gearbeitet. Es ist der erste Schritt unserer Metamorphose: die Ruhe, die Einfachheit, die Geborgenheit.

Steiner beschreibt weiter, wie dieser uranfängliche Wille, diese uranfängliche Wärme beginnt sich überallhin zu verströmen, zu verbreiten. Diese Phase ist unser zweiter Schritt: Die Sonnen-Phase:

In alle Richtungen verströmt sich die Energie in den neu entstehenden Kosmos. Es ist der Sonntag, der auf den Samstag folgt.

Als dritten Schritt in der Schöpfung der Welt nennt Steiner ein Aufhören dieses „sich Verströmens"; die Energie erstarrt, verhärtet sich, nimmt Form an. Es ist der Mond-Tag, der auf den Sonnen-Tag folgt.

PRAKTISCHE METAMORPHOSE SCHRITT 3B

Abgrenzung (Der Mond, Rückzug, Verhärtung, „Nein“)
Arbeitsmaterial: Farbe und Papier

Ich mache diesen Schritt der Metamorphose, das ***Mond-Bild-Malen*** meist erst nachdem ich mit der Gruppe zusammen alle drei bereits gestalteten Skulpturen als dreifache Einheit betrachtet habe.
(1. Saturn: Der Zustand zwischen Ein- und Ausatmen. 2. Sonne: Einatmen. 3. Mond: Ausatmen)
Nach dieser Betrachtung gehe ich zum Malen des Mond-Bildes über. Ich gehe in dieser Art und Weise vor, weil ***das Erlebnis*** des Modellierens dann noch näher in der Erinnerung ist, als wenn vor der Betrachtung der drei Skulpturen noch ein Bild gemalt wird.
Für das Mond-Bild bitte ich die Teilnehmer wieder für einen Augenblick die Augen zu schließen. Ich bitte sie, die Worte, die ich sagen werde, in ihrem Gemüt wirken zu lassen und zu schauen, welche Farbe in ihnen auftaucht. Ist die Farbe gefunden, wird wieder ein Bild in der entsprechenden Farbstimmung gemalt:
Die Worte die ich gebe sind:

„Ich ziehe mich zurück.

Ich grenze mich ab.

Ich will ganz allein sein.

Ich ziehe mich zurück.

Ich grenze mich ab.

Ich sage Nein.“

Die Bilder werden gemeinsam betrachtet und jeder Teilnehmer berichtet, wie es ihm beim Malen ergangen ist und erzählt etwas von seinen Gedanken und Empfindungen zu dem Bild.

Praktische Metamorphose Schritt 4A

Aktion, Aufbruch, Ausbruch (Mars, Aggression, Konfrontation, Mut, Wut, die Freude über den eigenen Mut, die Freude über die eigene Aktivität)
Arbeitsmaterial: Ton

Wieder bitte ich die Teilnehmer, den vorangegangen Schritt noch einmal zu modellieren, in diesem Fall die ***Mond-Skulptur*** für ***Rückzug und Abgrenzung und Verhärtung***.
Während die Teilnehmer diese Skulpturen noch einmal gestalten, bitte ich sie, wieder mit der Gruppe etwas zu teilen: Ich frage:

> *„Bitte teile mit uns ein Erlebnis; einen Moment, in dem Du mutig warst.*
>
> *Irgendwann in Deinem Leben. Wann hast Du Angst überwunden?*
>
> *Wann hast Du etwas getan, obwohl Du großes Herzklopfen und Angst hattest?*
>
> *Vielleicht teilst Du mit der Gruppe etwas ganz Kleines; vielleicht auch etwas ganz Großes.*
>
> *Vielleicht etwas von heute morgen, vielleicht ein Erlebnis, das viele Jahre her ist.*
>
> *Mich interessiert nicht in erster Linie, wann Du Dich gefürchtet hast. Wichtig ist mir, dass Du etwas getan hast, obwohl Du Dich gefürchtet hast. Das ist das Entscheidende:*
>
> *Die Tat. Die Aktivität. Etwas das Du tust, trotz der Angst. Die Überwindung von Furcht."*

(Die Teilnehmer erzählen z. B. von ihrer Scheidung oder Kündigung, von Erlebnissen in Kletterparks, von Reden, die sie vor größeren

Gruppen halten mussten.

Sie erzählen von Prüfungen, Gesprächen mit Vorgesetzten oder Kollegen, von Autofahrten, oder sie erzählen, wie sie eine Spinne aus einem Zimmer befördert haben.)

Meist gebe ich, bevor ich die Gruppe bitte, mit der Verwandlung vom Mond in den Mars zu beginnen, ein Beispiel aus dem „normalen Leben" in welchem wir eine Metamorphose bis zu diesem vierten Schritt erleben. Eine Metamorphose, bis zu diesem vierten Schritt, an dem wir jetzt ankommen:

> *„Stellt euch vor, ihr arbeitet in einer Festanstellung und man bittet euch, euren Urlaub für das nächste Jahr zu beantragen. Das ist der allererste Schritt der Metamorphose: die Tatsache, dass ihr Urlaub haben werdet. Diese Tatsache selbst ist vollkommen in Ruhe und tatenlos. Sie ist im Saturn-Zustand. Es ist offen, ob ihr in eurer Urlaubszeit überhaupt verreisen werdet, oder ob ihr zu Hause bleibt. Es ist offen, ob ihr alleine, mit Freunden oder Familie verreist, es ist offen, ob ihr an einen Ort fahrt, an dem ihr schon sehr oft wart, oder an einen euch unbekannten Ort. Diese Urlaubs-Tatsache kommt nun langsam in Bewegung, in dem ihr die Wochen auswählt, an denen ihr frei haben wollt. Vielleicht sprecht ihr auch mit Partnern oder Freunden darüber, was ihr nächstes Jahr im Urlaub machen möchtet. Vielleicht schaut ihr euch ein paar Angebote im Internet an, oder informiert euch im Reisebüro. Mit euren Gedanken und Gefühlen breitet ihr euch aus in Richtung Urlaub. Das ist die Sonnen-Phase. Auf sie folgt dann in unterschiedlicher Intensität eine Mond-Phase, eine Rückzugs-Phase. Vielleicht kollidieren eure Wünsche mit den Wünschen von Kollegen, vielleicht wollt ihr mit Kindern verreisen und die Preise für eine Reise in der Ferienzeit sind zu teuer. Vielleicht kommen in euch auch Ängste hoch, Ängste vor dem Fremden. Oder in den Nachrichten wird von Krisen und Gefahren in Urlaubsregionen berichtet. Vielleicht denkt ihr:*
>
> *Oh weh, in Indien bekommt man Durchfall und in Italien ist es zu voll und in Marokko sind meine Bekannten beraubt worden.*

Der darauf folgende Schritt ist unser Mars-Schritt: Es wird in irgendeiner Form eine Einigung mit den Kollegen erreicht, Interessenkonflikte werden gelöst. Ängste werden überwunden und es kommt die Mars-Phase, in der zunächst ein Flug gebucht, später in den Flieger gestiegen wird und schließlich das Flugzeug abhebt. Es ist ein sehr großer Schritt, dieser Mars-Schritt."

[Wenn ich den Eindruck habe, dass die Gruppe sich darauf einlassen wird und davon profitieren kann und es ihr hilft, in eine „Mars-Energie" zu kommen, bitte ich die Gruppe, vor der künstlerischen Arbeit, mit mir in einen freien Raum, oder z. B. auf eine freie Rasenfläche zu gehen und dort gemeinsam aus aller Kraft zu brüllen, zu schreien, zu lärmen, zu stampfen und die Fäuste zu ballen.]

Ich erzähle den Teilnehmern nun, dass die abgekapselte Kastanie aus ihrer stacheligen Schutzhülle ausbricht und sich im Sturzflug auf die Erde fallen lässt. Ein Kastanienbaum kann bis zu 30 Meter hoch werden!

Ich sage:

„Ich werde euch zunächst noch ein paar Worte sagen und euch dann wieder auffordern, zu beginnen, wenn es an der Zeit ist.

Stellt euch vor, ihr seid eine Kastanie. Ihr habt euch in einer stacheligen Hülle abgekapselt. Vielleicht hängt ihr ganz oben am Baum. Jetzt brecht ihr aus dieser stacheligen Hülle aus!

Ihr lasst euch todesmutig herabstürzen und knallt auf die Erde!

Das ist unser nächster Schritt in der Metamorphose, es ist der Mars.

Mars ist der Gott des Krieges. Mars ist Mut und Wut und Aggression; auch Rücksichtslosigkeit und Egoismus: ein Mann, der auf der Straße anderen nicht ausweicht und sie umrennen würde, wenn sie nicht ausweichen.

Mars ist der Ausruf: Ich kündige!

Oder: Ich lasse mich scheiden!

Der Mars-Tag ist der Dienstag. Im Spanischen heißt Dienstag Martes, darin finden wir noch die Verbindung mit dem Mars. Mars kann ein radikaler Bruch sein, aber auch die Freude, endlich den Mut gefunden zu haben, etwas zu tun.

Ich bitte euch, eure Form für den Rückzug und die Abgrenzung zu verwandeln in eine Form, die aktiv ist, die mutig ist, die ausbricht.

Der Frosch springt!

Bitte verwandelt eure zurückgezogene Mond-Form in eine mutige, aktive, aggressive Mars-Form.

Verbindet euch mit diesem Gefühl. Beginnt die Übung mit geschlossenen Augen und erlebt, was eure Hände machen wollen. Im Laufe der Übung könnt ihr die Augen gerne öffnen.

Bitte fangt jetzt an. Spürt, wie die Form in euren Händen sich befreit.

Stellt euch vor, eure Form befreit sich aus einem Gefängnis; sie geht einen ganz energischen Schritt nach vorne, sie trifft eine mutige Entscheidung.

Die Form in euren Händen befreit sich, bewegt sich, ist mutig, voller Energie.

Die Form in euren Händen freut sich über ihren eigenen Mut!

Sie freut sich über ihren Sieg! Sie freut sich über ihre Aktivität!

Folgt der Form. Folgt euren Händen:

Ich tue, was ich will!

Ich bin mutig!

Ich freue mich über meinen Mut!

Ich befreie mich!"

Wenn die Teilnehmer ihre Skulpturen gestaltet haben, bitte ich sie, die Mond-Skulpturen zu holen und neben ihre Mars-Skulpturen zu stellen.

Wie bei den vorangegangenen Schritten bitte ich die Teilnehmer nacheinander, etwas über ihre Skulptur zu erzählen, über ihren Weg von der vorangegangenen Form zur jetzigen.

Ich bitte sie zu berichten, was sie erlebt haben, während sie den Mond in den Mars verwandelten.

(Die Teilnehmer berichten von Wut, von Freude, von Leichtigkeit, von Ärger, von Anstrengung.)

Die Mars-Energie widerspricht der Natur des Materials Ton. Der Ton gibt immer nach, er ist feucht, er möchte sich niederlegen und ist ganz anders als die feurige Energie des Mars.

Von den sieben Schritten der Metamorphose stellt es sich am schwierigsten dar, dieses Feuer und diese Wut, die Aktivität und den Mut vom Planeten Mars mit dem Material Ton zu gestalten.

Wenn es sich im Prozess der Arbeit mit einem Klienten an einem Mars-Thema so ergibt und ich es für angemessen halte (und ich das Gefühl habe, dass ein Teilnehmer wirklich von so einer Rückmeldung profitiert), sage ich vielleicht: „Ich finde, das sieht nicht wirklich wütend aus." oder: „Deine Skulptur ist viel zu freundlich!" Je nach Veranlagung ist die Reaktion auf so eine Rückmeldung im Prozess des Modellierens dann vielleicht das auf den Boden Werfen der Form, das Auseinanderreißen der Form, das Schlagen auf den Ton oder Ähnliches. Ich kann als Übungsleiter möglicherweise helfen, den Prozess zu vertiefen, wobei es immer (auch) mein Anliegen ist, mich mit der Gruppe in einer humorvollen, freien Atmosphäre zu bewegen.

Praktische Metamorphose Schritt 4B

Aktion, Aufbruch, Ausbruch (Mars, Aggression, Konfrontation, Mut, Wut)

Arbeitsmaterial: Farbe und Papier

Wie in den vorangegangenen Schritten bitte ich die Gruppe, ein Bild in einer persönlich gewählten Farbstimmung zu malen, das ganze Blatt mit Farbe zu bedecken und sich danach darüber auszutauschen. Um die persönliche Mars-Farbe zu finden, bitte ich auch wieder darum, für einen Moment die Augen zu schließen und die Worte, die ich sage, im Inneren wirken zu lassen, bis eine Farbe auftaucht.

Ich sage:

„Die Worte, die ich euch gebe sind:

Aktion, Mut, Wut, Aggression.

Ich bin ganz aktiv.

Ich tue, was ich will.

Mut, Konfrontation, Befreiung.

Aggression.

Mars.“

Praktische Metamorphose Schritt 5A

Begegnung, Kontaktaufnahme, Kommunikation (Merkur, Flexibilität, Verwandlung, Beweglichkeit)
Arbeitsmaterial: Ton

Ich bitte die Teilnehmer, ihre Mars-Skulptur für Konfrontation, Aggression und Befreiung noch einmal zu gestalten.

Während die Teilnehmer einen „Zwilling" ihrer Mars-Form modellieren, bitte ich sie, der Gruppe wieder etwas von sich zu verraten. Ich sage:

> *„Bitte erzählt mir, wann ihr das letzte Mal einem Menschen begegnet seid, den ihr sehr fremdartig fandet. Es kann auch ein Wesen sein, dem ihr vielleicht beim Tauchen begegnet seid, oder eine Kuh auf einer Wiese. Ihr könnt sagen, dass eure Nachbarin der fremdartigste Mensch ist, den ihr kennt, oder vielleicht seid ihr auf einer Reise in ein fernes Land Menschen begegnet, die sich auf eine für euch vollkommen unbekannte Weise verhalten haben; die euch vielleicht etwas ganz Merkwürdiges zu essen angeboten haben, oder einfach irgendetwas ganz anders gemacht haben, als ihr es kennt oder erwartet habt.*
>
> *Wichtig ist mir, dass auch in irgendeiner Form eine Begegnung stattgefunden hat, dass ihr diesem Menschen oder diesem Wesen irgendwie begegnet seid."*

(Die Teilnehmer erzählen vielleicht von Transvestiten in der U-Bahn, von ägyptischen Hochzeiten oder der Begegnung mit einem Manta beim Tauchen. Sie erzählen von Menschen, die frittierte Vogelspinnen essen oder z. B. von der Begegnung mit einem Menschen mit Down-Syndrom.)

Ich bedanke mich für das Teilen in der Gruppe und sage:

> *„Der nächste Schritt in unserer Metamorphose ist die Begegnung. Der Planet, zu dem wir reisen, ist der Merkur. Der Merkur-Tag ist unser*

Mittwoch, darin steckt der Vermittler. Im Französischen ist der Mittwoch Mercredi, der Merkur-Tag.

Merkur ist unendlich flexibel. Er kann mit jedem Menschen und jedem Wesen kommunizieren. Er ist der Gott der ehrlichen Kaufleute und der Gott der Lügner und Diebe. Merkur ist Gift und Medizin, sein Symbol ist der Schlangen-Stab, den ihr an den Türen von Ärzten und Apothekern findet. Merkur kann sich mit jedem Menschen, mit jedem Tier, mit jeder Pflanze oder jedem Stein verbinden. Er kann mit einem Anarchisten, mit einem „Outsider", mit einem Punk zusammen etwas trinken gehen, genauso kann er mit einem Nazi oder einem Banker zusammensitzen. Er ist vollkommen flexibel. Er kann sich mit dem Atheisten und mit dem religiösen Fundamentalisten gleichsam verständigen. Er fühlt sich auf einem Schützenfest mit Bierzelt und Spanferkel genau so wohl, wie in der Yoga-Gruppe mit Yogi-Tee und Räucherstäbchen.

Unsere Hände selbst sind vollkommen „merkurisch". Sie sind universale Werkzeuge:

Ich kann mit meinen Händen jemanden liebkosen oder schlagen, ich kann mit meinen Händen Geige spielen oder ein Maschinengewehr bedienen. Ich kann mit meinen Händen schaden oder heilen.

In dem Beispiel, das ich euch gegeben habe von einer Reise, seid ihr im Mars-Zustand in einen Flieger gestiegen. Stellt euch vor, dieser Flieger landet jetzt in einem fremden Land. Vielleicht könnt ihr die Schrift dort nicht lesen, vielleicht kennt ihr die Sprache nicht, das Wetter ist anders, das Essen ist anders, es riecht anders, die Menschen kleiden sich anders und ihr kennt euch nicht aus. Jetzt müsst ihr flexibel sein. Ihr müsst dem Fremden begegnen. Und, um etwas zu essen zu bekommen und um den Ort zu finden, an dem ihr übernachten wollt, müsst ihr Kontakt aufnehmen.

Die Kastanie ist auf den Boden geknallt.

Sie keimt.

Sie sucht einen neuen Kontakt mit der Erde.

Auch wächst von dieser auf die Erde gefallenen Kastanie ein neuer Trieb in den Himmel.

Die Kastanie nimmt Kontakt auf mit Sonne und Luft und mit der Erde, sie verbindet sich mit ihrer Umwelt. Die Kastanie sucht Kontakt, um sich zu nähren. Sie braucht Energie von außen, um leben zu können und um wachsen zu können.

Unser Frosch ist gesprungen und landet jetzt an einem neuen Ort.

Ihr müsst Kontakt aufnehmen und dem Neuen begegnen.

Wir brauchen Nahrung und neue Eindrücke aus unserer Umwelt, um leben und wachsen zu können.

Merkur birgt in sich ein grenzenloses Potenzial der Verwandlung.

So wie die Medizin den Kranken verwandelt, kannst Du Dich in der Fremde verwandeln:

Vielleicht wird Deine Haut von der Sonne gebräunt, vielleicht trägst Du Kleider, die Du sonst nicht trägst und isst Dinge, die Du sonst nicht isst; vielleicht verwandelt sich Dein Tagesrhythmus.

Der Merkur-Tag verwandelt die Energie vom Mars-Tag in etwas Neues.

Im Mars-Zustand, im eigentlichen Moment der Aggression, habe ich vielleicht gebrüllt und habe auf den Tisch gehauen.

Aber während ich brülle kann man mir nicht begegnen.

Ich habe zwar meinen Unmut und meine Gefühle der Welt gezeigt, aber in diesem Moment selbst kann ich den anderen nicht verstehen.

Vielleicht brülle ich sogar: „Das verstehe ich nicht!"

Jetzt beginnt der Moment der Kontaktaufnahme, der Beweglichkeit, der Flexibilität.

Ich bitte euch, dass ihr eure Skulptur für Mut, Wut und Aggression verwandelt in eine Form der Kommunikation, eine Form der Begegnung, eine Form der Kontaktaufnahme.

Schließt jetzt für einen Moment die Augen und fühlt eure Mars-Form.

Stellt euch vor, dass ihr Kontakt zu einem Menschen sucht und einen Kontakt herstellt.

Stellt euch vor, dass ihr in einer Begegnung verstanden werdet.

Ich bitte euch, diese „Merkur-Energie" mit einem Gefühl zu verbinden:

Wie fühlt es sich an, wenn ein Mensch euch versteht, wenn ihr verstanden werdet?

Wie fühlt sich die Neugier auf das Fremde an?

Bitte verbindet euch mit einem Gefühl, in dem ihr wirklich Kontakt aufnehmt, vielleicht einen neuen Menschen kennenlernt. Verbindet euch mit dem Gefühl, das ihr habt, wenn ihr etwas Neues entdeckt.

Verwandelt eure aggressive Skulptur in eine Form der Begegnung, in eine Form der Kontaktaufnahme. Verbindet euch mit dem Gefühl der Kontaktaufnahme und schaut, was eure Hände machen wollen.

Bitte fangt jetzt damit an.

Ich verbinde mich.

Ich bin neugierig.

Ich verwandle mich.

Ich nähre mich.

Ich bin neugierig.

Ich verbinde mich."

Nachdem die Teilnehmer mit ihrer Merkur-Form fertig sind, bitte ich sie, die Mars-Form neben ihre Merkur-Form zu stellen und ihre Erfahrungen der Reihe nach mit der Gruppe zu teilen.

(Die Teilnehmer berichten, dass es ihnen Spaß gemacht hat, die Skulptur zu verwandeln, oder, dass sie zunächst ratlos waren. Sie teilen mit, dass sie entweder sehr unzufrieden, oder sehr zufrieden mit ihren Skulpturen sind. Sie erklären die Bedeutung dessen, was sie gestaltet haben.)

ZWISCHENSPIEL: ZWEI EXTRA-MERKUR-ÜBUNGEN

Die Merkur-Thematik ist sehr ergiebig. Vielleicht darum, weil Merkur der ***Gott der Heiler*** ist und es in der Kunsttherapie um ***Heilung*** geht, bin ich manchmal etwas länger in der Metamorphose im Merkur verblieben und habe ***eine zusätzliche Therapiestunde hinzugefügt.***

Die Übungen, die ich im Folgenden beschreibe und die auch unabhängig von der Metamorphose funktionieren, beziehen sich also nicht auf die Skulpturen, die unmittelbar während der „Metamorphose der sieben Planeten" entstehen.

Es sind zusätzliche Skulpturen, die darüber hinaus entstehen können.

Ich habe z. B. in einer zusätzlichen Merkur-Stunde darum gebeten, eine Figur zu modellieren, und zwar ausdrücklich eine ***figürliche*** Form, also ein Wesen mit Kopf und Körper, Armen und Beinen, ganz egal ob dick oder dünn, traurig oder froh, ***irgendeine*** Figur. Danach habe ich die Teilnehmer gebeten, Plätze zu tauschen oder z. B., wenn alle um einen großen Tisch herum saßen, einen Platz nach rechts zu wechseln. Die Aufgabe lautete nun:

> *„Bitte gestaltet noch eine Skulptur, eine Form, die der Figur, die jetzt vor Dir steht, in irgendeiner Form begegnet."*

Es entstehen dann Annäherungen, Umarmungen, Kämpfe oder liebevolle Gesten. Wenn ich das Gefühl hatte, die Gruppe kann mit einer Überraschung und einer großen Veränderung der bisherigen Arbeitsweise umgehen, habe ich im Merkur-Prozess auch folgende Arbeitsanweisung gegeben:

> *„Bitte modelliere eine menschliche Figur. Irgendeine. Traurig oder froh, dick oder dünn, egal wie, nur bitte nicht zu klein."*

Nun bitte ich wieder darum, z. B. einen Platz nach rechts zu rücken.

Ich sage weiter:

„Bitte verändere die Skulptur, die sich vor Dir befindet."

Dies führt vielleicht zu Äußerungen des Erstaunens oder des Unwillens.

Es bricht die Identifikation mit dem zuvor gestalteten Objekt auf.

Es kann sogar als „übergriffig" empfunden werden.

Grundsätzlich ist immer das Abwägen vom Nutzen der Übung im Kontext der aktuellen seelischen Verfassung der Klienten entscheidend. Einige Klienten mögen gar nicht die Skulpturen von anderen verändern oder empfinden es als Bedrängnis, wenn jemand in die von ihnen gestaltete Skulptur eingreift. Andere Klienten erleben die Übung einfach nur als freudvoll und spielerisch.

Der Übungsleiter muss seiner Intuition vertrauen und entscheiden, ob er seinen Klienten die Übung anbieten will oder nicht.

Praktische Metamorphose Schritt 5B

Begegnung, Kontaktaufnahme, Kommunikation (Merkur, Flexibilität, Verwandlung, Beweglichkeit)
Arbeitsmaterial: Farbe und Papier

Ich bitte die Teilnehmer ein Merkur-Bild zu malen. Vorher bitte ich wieder darum, für einen Moment die Augen zu schließen und die Worte, die ich sagen werde, im Gemüt wirken zu lassen.

Bevor ich darum bitte, die Augen zu schließen, sage ich:

„Wenn ihr gleich die Augen schließen werdet, verbindet euch bitte mit dem Gefühl, das ihr habt, wenn ihr verstanden werdet: Verbindet euch mit dieser Freude. Verbindet euch mit dem Gefühl, das ihr empfindet, wenn ihr mit einem Menschen Kontakt aufnehmt und das Gefühl habt, ihr werdet gehört und verstanden.

Was ist das für ein Gefühl, wenn ich in einem fremden Land ein paar Worte in einer Fremdsprache spreche und verstanden werde? Ich empfinde dabei Freude!

Verbindet euch mit diesem Gefühl und malt ein Bild aus diesem Gefühl heraus.

Schaut, welche Farben in euch auftauchen und welche Farbe im Besonderen in euch auftaucht. Welche ist die vorherrschende Farbe in euch, die Farbe, die ihr seht bei diesem Gefühl, das entsteht, wenn ihr mit jemandem Kontakt aufnehmt und verstanden werdet?

Verbindet euch mit dem Gefühl der Neugier und mit dem aufregenden Gefühl eines neuen Kontaktes.“

Dann bitte ich darum, die Augen zu schließen und sage:

„Die Worte, die ich euch gebe, sind:

Flexibilität, Begegnung, Kommunikation.

Ich komme in Kontakt.

Ich nehme Kontakt auf.

Ich verstehe, ich werde verstanden.

Ich bin neugierig.

Kontaktaufnahme,

Kommunikation.

Verwandlung.

Kontakt.

Beweglichkeit.

Ich bin ganz flexibel.

Ich verbinde mich.

Ich bin neugierig.

Ich verwandle mich.

Ich nähre mich.

Ich bin neugierig.

Ich verbinde mich.

Bitte schaut, welche Farbe in euch auftaucht. Bitte malt ein Bild in dieser Farbstimmung. Bitte bedeckt das ganze Bild mit Farbe."

Nach der zur Verfügung stehenden Zeit bitte ich die Gruppe, langsam zum Ende zu kommen. Ich bitte die Teilnehmer nacheinander, der Gruppe etwas über ihr Bild zu erzählen. Ich bitte darum, zu erzählen, wie es ihnen beim Malen ergangen ist.

Praktische Metamorphose Schritt 6A

Kraft, Selbstbewusstsein, Selbstvertrauen (Jupiter, Macht, Weisheit, Selbsterkenntnis)
Arbeitsmaterial: Ton

Während die Teilnehmer ihre Merkur-Skulpturen für ***Begegnung, Kontaktaufnahme und Kommunikation*** noch einmal machen, bitte ich darum, dass jeder der Gruppe etwas von sich verrät: Ich frage:

„Wen bewundert ihr? Bitte verratet uns, wen ihr toll findet.

Ihr könnt gerne auch erzählen, wen ihr in eurer Kindheit oder Jugend angehimmelt habt, vielleicht verratet ihr uns, wer auf den Postern in euren Zimmern zu sehen war?

Erzählt bitte, wen ihr heute großartig findet. Wen bewundert ihr, wen findet ihr irgendwie toll, beeindruckend oder weise? Wer ist in eurer Welt ein Held?

Ihr könntet z. B. sagen:

Meine Oma.

Oder: Der Dalai Lama oder Freddie Mercury.

Bitte benennt einen konkreten Menschen:

Wen findest Du beeindruckend? Wen findest Du weise oder besonders vorbildlich? Wer ist früher Dein Vorbild gewesen?“

(Die Teilnehmer benennen vielleicht Familienmitglieder oder Sportler, Schriftsteller, Musiker, oder Romanfiguren.)

Ich bedanke mich für das Teilen und sage weiter:

„Die Kastanie ist gekeimt, reckt einen neuen Trieb nach oben und verwurzelt sich fest in der Erde. Sie bekommt neue Kraft aus der Erde und aus der Sonne.

Das ist der nächste Schritt in der Metamorphose: Die Kraft. Die Stärke. Die Fähigkeit zu wachsen.

Im Kastanienkern steckt die gesamte Information für einen neuen, mächtigen Baum.

Im Kastanienkern steckt die Weisheit und das Wissen einen neuen, großen und starken Baum zu erschaffen. Die Kastanie bekommt Kraft aus der Erde und sie bekommt Kraft aus der Sonne.

Die Kastanie hat das Wissen aller Kastanien, die es jemals gegeben hat.

Der nächste Tag in der Woche ist der Donnerstag, er steht mit Jupiter in Verbindung.

Jupiter hat mythologisch unterschiedliche, auch trickreiche Qualitäten. Wir konzentrieren uns nun auf die Gestalt Jupiters in seiner Manifestation als großer, starker, mächtiger und guter Vater.

Jupiter ist Macht und Kraft und Weisheit.

In uns ist der Jupiter-Zustand ein Zustand, in dem wir voller Selbstbewusstsein sind, ganz in unserer Kraft, ganz in unserer Macht.

In unserer Geschichte von der Reise in ein fremdes Land ist Jupiter eine Person, die sich vollkommen in diesem fremden Land auskennt; eine Person, die sich dort stark und sicher fühlt. Vielleicht ist diese Jupiter-Person ein Reiseführer, der uns Gelassenheit vermittelt, jemand, der auf all unsere Fragen eine Antwort weiß. Vielleicht besitzt er ein großes Hotel, in dem wir zu essen und zu trinken bekommen und übernachten können. Er kennt sich gut aus und ist wohlhabend.

Ich bitte euch, dass ihr eure beweglichen, quirligen Figuren der Kom-

munikation und der Kontaktaufnahme, eure Merkur-Figuren verwandelt in Skulpturen der Stärke, Skulpturen der Kraft, in Figuren voller Selbstbewusstsein und Macht.

Schließt jetzt wieder für einen Moment die Augen und fühlt eure Merkur-Skulptur. Verbindet euch ganz mit einem Gefühl der inneren Kraft. Begebt euch mit eurem Gemüt an einen Ort, an dem ihr euch ganz stark und sicher fühlt. Ein Ort, an dem ihr voller Selbstbewusstsein seid, voller Selbstvertrauen. Begebt euch gedanklich an einen Ort, wo ihr etwas tut, das ihr sehr gut könnt. Eine Tätigkeit, in der ihr ganz zu Hause seid, wo ihr ganz selbstbewusst seid.

Sagt euch selbst: „Ich kann das sehr gut!"

Spürt in euren Körper hinein. Findet einen Ort in euch, wo ihr Kraft spürt, Kraft und Selbstvertrauen.

Die Worte, die ich euch gebe sind:

Kraft, Macht und Weisheit.

Ich bin ganz selbstbewusst.

Ich weiß, was ich will.

Ich bin voller Selbstvertrauen.

Ich fühle mich ganz stark.

Beginnt, eure Merkur-Figur in eine Jupiter-Figur zu verwandeln.

Wenn ihr eure Augen im Prozess des Gestaltens öffnen wollt, öffnet sie.

Es kann aber hilfreich sein, zwischendurch immer wieder die Augen zu schließen.

Was fühlt sich stark an in euren Händen?

Die Form in euren Händen ist ganz stark, ganz mächtig und selbstbestimmt.

Kraft, Macht und Weisheit.

Ich bin ganz selbstbewusst.

Ich weiß, was ich will.

Ich tue, was ich will.

Ich bin voller Selbstvertrauen.

Kraft, Macht und Weisheit.

Ich ruhe in mir.

Ich fühle mich stark.

Ich bin ganz in meiner Macht,

ganz in meiner Kraft"

Wenn die Gruppe die Jupiter-Skulpturen gestaltet hat, bitte ich wieder darum, den Vorgänger, also die Merkur-Skulptur, zu holen und neben die Jupiter-Skulptur zu stellen. Nun bitte ich wieder die Teilnehmer von ihren Gedanken und Gefühlen bei der Arbeit an der Jupiter-Skulptur zu erzählen. Wie sind sie vom Merkur zum Jupiter gelangt? Wie haben sie sich dabei gefühlt, wie fühlen sie sich jetzt? Haben sie etwas über sich herausgefunden?

(Es entstehen manchmal festungsartige Skulpturen, manchmal Götterfiguren. Häufig werden die Jupiter-Skulpturen auch in Formen von Bäumen oder Pyramiden dargestellt.)

Im psychiatrischen Kontext habe ich relativ häufig Gruppen erlebt, bei denen viele Teilnehmer kein positives Bild vom Begriff „Macht" hatten. Sie erlebten den Begriff als negativ besetzt und assoziierten „Machtmissbrauch". Sie empfanden den Begriff der Ohnmacht als ihnen viel näher als der Begriff der Macht.

PRAKTISCHE METAMORPHOSE SCHRITT 6B

Kraft, Selbstbewusstsein, Selbstvertrauen (Jupiter, Macht, Weisheit, Selbsterkenntnis)
Arbeitsmaterial: Farbe und Papier

Ich bitte die Teilnehmer ein Bild der Jupiter-Energie zu malen.
Ich sage:

„Bitte schließt für einen Moment die Augen. Ich gebe euch ein paar Worte, die ihr in eurem Gemüt wirken lasst. Schaut, welche Farbe in euch auftaucht. Bitte malt ein Bild in dieser Farbstimmung. Bitte bedeckt das ganze Papier mit Farbe.

Die Worte, die ich euch gebe, sind:

Kraft, Macht und Weisheit.

Ich weiß, was ich will.

Ich fühle mich ganz sicher,

ich bin ganz in meiner Kraft, ganz in meiner Macht.

Ich bin voller Selbstbewusstsein.

Ich bin voller Selbstvertrauen.

Kraft. Macht. Weisheit.

Ich bin stark und ruhe in mir selbst.

Ich weiß, was zu tun ist.

Ich bin durchdrungen von Kraft.

Macht.

Weisheit.“

Ich bitte die Teilnehmer, wenn sie ihre Bilder fertig gemalt haben, der Gruppe etwas zu ihren Bildern zu erzählen und mit der Gruppe zu teilen, was sie mit ihrem Jupiter-Bild erlebt haben.

Praktische Metamorphose Schritt 7A

Liebe, Harmonie (Venus)
Arbeitsmaterial: Ton

Das Ziel unserer Reise ist die Venus.

Hier kommen wir jetzt an.

Die Venus ist die ganze Kastanie, im Besonderen die Baumkrone.

Sie ist das Ganze, sie ist vollkommene Harmonie.

Die Venus will alles integrieren, sie will, dass alle gemeinsam an einem großen Tisch zusammensitzen und sie wünscht sich von ganzem Herzen, dass sich alle gut vertragen.

Die Venus wünscht sich Liebe und Verständnis von allen, für alle.

Die Venus regiert das Zeichen Waage. Die Waage will immer Liebe und Harmonie und alles ausgleichen. Die Venus regiert auch das Zeichen Stier. Hier will sie, dass es allen auf der materiellen Ebene gut geht, dass niemand zu kurz kommt, niemand ausgeschlossen wird vom gemeinsamen Fest.

Während die Teilnehmer ihre Jupiter-Skulptur für Kraft, Macht und Weisheit noch einmal gestalten, bitte ich wieder darum, dass alle der Gruppe etwas von sich verraten:

> *„Ich habe in meiner Küche eine Klivie, eine Zimmerpflanze. Die braucht in aller erster Linie Wasser und Licht, vielleicht auch alle paar Jahre mal neue Erde oder etwas Dünger, aber am wichtigsten ist Wasser und Licht. Meine Frage an euch ist: Was ist absolut notwendig, damit Liebe möglich ist. Was darf auf keinen Fall fehlen, damit Liebe sein und wachsen kann? Was braucht die Liebe unbedingt, so wie die Klivie Licht und Wasser braucht, um zu wachsen und zu leben?"*

(Die Teilnehmer sagen Worte wie Vertrauen, Freiheit, Selbstliebe, Akzeptanz, Lust, Bedingungslosigkeit.)

Manchmal weisen die Teilnehmer selbst darauf hin, dass es „doch viele Formen der Liebe gibt" wie „die sexuelle Liebe, oder die Liebe zur

Natur, oder die Mutterliebe". Ich bitte dann darum, eine Skulptur für ***die*** Liebe zu gestalten, mit der sie sich gerade beschäftigen möchten.

Wenn die Teilnehmer die Jupiter-Skulpturen noch einmal gestaltet haben, bitte ich darum, sich an den Anfang der Metamorphose zu erinnern: Es wurde eine Skulptur ganz aus dem Gefühl in den Händen gestaltet, die Aufgabe lautete, eine Skulptur zu gestalten, die sich schön in den Händen anfühlt, eine Form, die gerne in den Händen gehalten wird.

„Bitte erinnert euch an den Anfang der Metamorphose und gestaltet nun auch eure Venus-Form für Liebe und Harmonie ganz aus dem Gefühl heraus. Gerne könnt ihr die ganze Venus-Skulptur mit geschlossenen Augen gestalten. Fühlt eure Jupiter-Skulptur in den Händen. Verbindet euch in eurem Inneren mit einem Gefühl der Liebe und der Harmonie. Denkt an jemanden den ihr liebt. Schickt euch selber liebevolle Gedanken. Fühlt den Ton in euren Händen. Folgt euren Händen. Seid ganz in euren Händen und in eurem Gefühl. Was wollen eure Hände gestalten? Die Worte, die ich euch gebe sind:

Liebe und Harmonie.

Ich liebe und werde geliebt.

Ich liebe mich selbst.

Ich liebe andere Menschen.

Liebe und Harmonie."

Manchmal begleite ich als Übungsleiter diesen siebten Schritt der Metamorphose, indem ich auf ein paar Klangschalen oder Klangröhren spiele.

Ich bitte nach der zur Verfügung stehenden Zeit darum, langsam zum Ende zu kommen, die Füße auf dem Boden zu spüren, langsam die Augen zu öffnen und dann einen kleinen Spaziergang durch den Raum zu machen und zu schauen, was die anderen gestaltet haben.

Nun bitte ich darum, den Vorgänger, die Jupiter-Skulptur zu holen und neben die Venus-Skulptur zu stellen. Ich bitte die Teilnehmer darum, der Gruppe zu erzählen, wie es ihnen ergangen ist, und zu berichten, was sie gestaltet haben. Manchmal bitte ich die Teilnehmer darum, beim Erzählen ihre Skulptur noch einmal in den Händen zu halten.

Praktische Metamorphose Schritt 7B

Liebe, Harmonie (Venus)
Arbeitsmaterial: Farbe und Papier

Ich bitte die Teilnehmer sich Papier zu holen und sich für einen Augenblick mit geschlossenen Augen hinzusetzen und die Worte, die ich sage, in ihrem Gemüt wirken zu lassen.

„Die Worte, die ich euch gebe, sind:

Liebe, Harmonie.

Ich liebe und ich werde geliebt.

Ich liebe andere Menschen.

Ich liebe mich, ich bin in Frieden mit mir.

Alles kann umarmt werden, nichts wird ausgeschlossen.

Liebe, Harmonie.

Schaut, was für eine Farbe in euch auftaucht. Wenn ihr eine Farbe gefunden habt, nehmt euch bitte die Farben zum Malen und malt ein Bild in dieser Farbstimmung. Bitte bedeckt das ganze Bild mit Farbe."

Wenn die Bilder entstanden sind, bitte ich die Teilnehmer der Gruppe etwas über ihre Gedanken und Gefühle zu den Bildern zu erzählen.

Praktische Metamorphose: Schritt 8

Ich bitte die Teilnehmer, soweit jeder über einen eigenen Arbeitsbereich (z. B. einen eigenen kleinen Tisch) im Raum verfügt, alle sieben Skulpturen in einem Halbkreis auf den Tisch zu stellen. Auch bitte ich darum, die sieben entstandenen Bilder zusammenzusuchen und z. B. (übereinander) unter den Tisch zu legen.

Wenn die Teilnehmer aus Platzgründen über keinen eigenen Tisch verfügen, überspringe ich diesen vorbereitenden Schritt. Er dient nur dazu, dass es die Teilnehmer beim Aufbau der folgenden Präsentation und Betrachtung ihrer sieben Skulpturen und Bilder einfacher haben und nicht zwischen den einzelnen Präsentationen eine zu große Unruhe und ein zu großes Suchen und Hin- und Herlaufen entsteht.

Meist gestalte ich nun „Glücks-Lose" auf die ich die Zahlen der Anzahl der Teilnehmer schreibe, also z. B. bei acht Teilnehmern acht Zettel mit den Zahlen von eins bis acht. Diese Lose lege ich dann in eine Klangschale oder ein kleines Körbchen und lasse die Teilnehmer ein Los ziehen.

Nun bitte ich den Teilnehmer, der die „1" gezogen hat; alle sieben Skulpturen und alle sieben Bilder in einem großen Halbkreis auf den Boden zu legen; so, dass immer die Skulpturen und Bilder, die zusammen gehören, beieinanderstehen.

Ich überlasse es den Teilnehmern, ob sie die sieben Gefühlswelten von rechts nach links oder von links nach rechts aufbauen wollen. Ich überlasse es den Teilnehmern, ob sie z.B, ihre Geborgenheits-Skulptur hinter ihr Geborgenheits-Bild stellen wollen, oder davor, oder darauf. Wichtig ist mir nur, dass die sieben Skulpturen und Bilder so aufgebaut werden, dass die Reihenfolge stimmt. Sie müssen so nebeneinanderstehen, wie sie gemalt und modelliert wurden. Auch ist mir wichtig, dass die Skulpturen und Bilder, die zusammengehören, wirklich beieinanderstehen.

Die Ausstellung sieht dann in der graphischen Darstellung folgendermaßen aus, wenn die Reihenfolge von links nach rechts verläuft und die Bilder vor den Skulpturen auf dem Boden liegen.

Skulptur: Saturn – Sonne – Mond – Mars – Merkur – Jupiter – Venus
Bild: Saturn – Sonne – Mond – Mars – Merkur – Jupiter – Venus

In der psychiatrischen Tagesklinik bin ich für diese „Abschlussausstellung“ immer in den Sportraum gegangen, in der stationären Psychiatrie hatte ich einen anderen Raum zur Verfügung. Ideal ist ein großer Raum, in dem die sieben Bilder und Skulpturen auf dem Fußboden ausgebreitet werden können und sich die Gruppe so platzieren kann, dass alle Kunstwerke gut gesehen werden können. Meistens bitte ich den Erschaffer der Kunstwerke, sich hinter seine Ausstellung zu stellen, so, dass wir ihn zusammen mit seinen Bildern und Skulpturen sehen können. Ich frage:

Fragen an den Teilnehmer, der seine Arbeiten präsentiert

„Was war besonders leicht für Dich? Welche Bilder und Skulpturen sind wie von selbst entstanden? Was war schwerer, womit hast Du gerungen?“

„Wenn Du nur ein Bild und nur eine Skulptur mit nach Hause nehmen dürftest, für welches Bild und für welche Skulptur würdest Du Dich entscheiden?“

Frage an die anderen Teilnehmer:

„Welche Skulptur und welches Bild schaut euch besonders an? Was hat in euch eine Resonanz? Welches Bild oder welche Skulptur wollt ihr unserem Künstler abkaufen?“

(Der Sinn und Zweck hiervon ist, von der Gruppe ein Feedback zu bekommen. Manchmal werden Bilder und Skulpturen von anderen sehr wertgeschätzt, die selbst abgelehnt werden.)

„Hast Du etwas über Dich herausgefunden? Hast Du etwas anders gemacht, als Du es von Dir kennst, hast Du etwas anders gestaltet, als Du es von Dir erwartet hättest? Hast Du Dich über etwas gewundert?“

„Stell Dir vor, irgendwann einmal leitest Du einen Selbsterfahrungskurs und Du willst einen Freund davon überzeugen, mitzumachen. In Deinem Kurs willst Du genau diese Übung anbieten. Jeder der mitmacht, soll sieben Skulpturen gestalten und sieben Bilder malen. Jeder der mitmacht soll bewusst durch seben verschiedene Gefühlswelten gehen und diese künstlerisch ausdrücken.

Wie „überredest" Du Deinen Freund mitzumachen? Was kann diese Übung in einem Menschen bewirken? Wozu soll das alles gut sein?"

„Stell Dir vor, die sieben Gemütszustände sind in sieben verschiedenen Teesorten enthalten. Wenn Du sie zubereitest und trinkst, bekommst Du diese Energie.

Auf welche der Energien hättest Du gerne leichter und einfacher Zugriff?

Was wünscht Du Dir, von welcher Energie möchtest Du gerne mehr zur Verfügung haben, was würde Dein Leben noch freier, vielfältiger und glücklicher gestalten?

Was für einen Tee möchtest Du dir zubereiten?"

„Und:

Von welcher der sieben Energien hast Du am meisten zur Verfügung?

Auf welche der Energien hast Du ganz einfach und selbstverständlich Zugriff?"

(Alternativ zum „Tee" können sich die Teilnehmer auch vorstellen, sie könnten die Energien über Duftöle, Badezusätze, Räuchermischungen, homöopathische Globuli oder auf eine andere Art und Weise in sich aufnehmen.)

Der Saturn-Tee: *„Der erste Tee ist ein Geborgenheits-Tee. Du trinkst ihn und fühlst Dich sehr ruhig und geborgen."*

Der Sonnen-Tee: *„Der zweite Tee ist ein Sonnen-Tee. Du trinkst ihn und wirst ganz heiter und leicht und unbeschwert, ganz spielerisch und vielleicht kindlich."*

Der Mond-Tee: *„Der dritte Tee ist ein Abgrenzungs-Tee. Wenn Du den trinkst, kannst Du sehr gut „nein" sagen, Du kannst sehr gut ganz allein sein und Dich zurückziehen."*

Der Mars-Tee: *„Der vierte Tee ist ein Mut-Tee. Wenn Du den trinkst, scheust Du keine Konfrontation, Du bist voller Mut und Tatendrang."*

Der Merkur-Tee: *„Der fünfte Tee ist der Merkur-Tee, der macht Dich sehr kommunikativ, Du kannst Dich gut ausdrücken und hast vielleicht Lust mit vielen Menschen zu sprechen. Du verstehst und wirst verstanden. Du kannst andere gut erreichen. Diese Merkur-Tee macht Dich auch ganz neugierig und aufnahmebereit."*

Der Jupiter-Tee: *„Der sechste Tee ist ein Kraft- und Macht-Tee. Er gibt Dir Selbstbewusstsein; Du trinkst den Tee, bist voller Selbstvertrauen und fühlst Dich ganz in Deiner Kraft und ganz in Deiner Macht."*

Der Venus-Tee: *„Der siebte Tee ist der Venus-Tee, er bringt Dich in einen Zustand der Liebe und der Harmonie. Du fühlst Liebe für Dich selbst und andere Menschen, Du fühlst Liebe für die ganze Welt."*

„Welcher Tee würde Dir im Moment am aller meisten guttun? Welcher Tee würde dir helfen, Dein Leben noch freier, selbstbestimmter und vielfältiger zu gestalten? Auf welche Energie möchtest Du selbstverständlicher und einfacher Zugriff haben?"

Wenn sich nun ein Teilnehmer für einen Tee entschieden hat, kann in einem vertiefenden Gespräch je nach Setting und Zeitrahmen auch die Frage gestellt werden, was für Strategien ihm in den Sinn kommen, um das Gewünschte zu erhalten. Was könnte so ein „Tee“ in der Wirklichkeit sein? Es sind die grundsätzlichen Fragen:

1. Saturn: „Wie erlange ich einen Zustand von Geborgenheit in mir? Welche äußeren Gegebenheiten fördern dieses Gefühl? Was kann ich tun, wenn die äußeren Gegebenheiten eher Unruhe erzeugen, aber ich mich dennoch geborgen fühlen will?“

2. Sonne: „Welche äußeren Umstände fördern in mir das Gefühl der Leichtigkeit? Was kann ich in mir erwecken, um mich optimistisch und frei zu fühlen? Wie helfe ich mir dabei, ein „sonniges Gemüt“ zu erlangen?“

3. Mond: „Was kann ich tun, wenn ich „Nein“ sagen will, aber verschieden Gewohnheiten oder Umstände dies erschweren? Was für Strategien helfen mir dabei?“

4. Mars: „Wie kann ich mich in einen mutigen und tatkräftigen Gemütszustand versetzen? Was hilft mir dabei, in solch einen Zustand zu gelangen?“

5. Merkur: „Was hilft mir bei der Kontaktaufnahme mit Menschen? Was für Gedanken unterstützen mich dabei, wenn ich andere Menschen erreichen will?“

6. Jupiter: „Was erzeugt in mir Selbstbewusstsein? Welche Kraftquellen geben mir Selbstvertrauen?“

7. Venus: „Wie versetze ich mich in eine liebevolle Grundhaltung mir selbst gegenüber? Wie gewinne ich eine liebevolle Grundhaltung anderen gegenüber? Was hilft mir dabei, mich selbst und die Welt mit liebevollen Augen zu betrachten?“

Bei diesen Fragen kann vom Gruppen-Setting profitiert werden, wenn die Teilnehmer sich gegenseitig über ihre Strategien austauschen.

Die Fragen nach den Strategien, wie es uns gelingt, im Alltag bewusst bestimmte Gemütszustände hervorzurufen, können auch als „Hausaufgaben“ mitgegeben werden.

Manchmal frage ich auch die Gruppe, welchen „Tee“ sie dem Teilnehmer „verschreiben“ würde, der gerade seine Kunstwerke präsentiert.

Diese Frage an die Gruppe, welchen „Tee“ sie dem Teilnehmer verschreiben würden, der gerade seine Kunstwerke präsentiert, ist eher angemessen in Gruppen, deren Teilnehmer sich über einen längeren Zeitraum kennen.

Ich stelle die Frage, um der Möglichkeit einen Raum zu geben, von den anderen Gruppenmitgliedern eine Rückmeldung zu erhalten, was der-Einzelne für Signale nach außen gibt. Vielleicht wünscht sich ein Teilnehmer mehr „Rückzugs-Tee“ oder „Geborgenheits-Tee“, aber die Gruppe möchte ihm „Sonnen-Tee“ oder „Merkur-Tee“ verordnen, weil sie sich wünscht, von ihm mehr zu erfahren. Hier ist es sowohl für die Gruppe, wie auch für den aktuell im Mittelpunkt stehenden Teilnehmer interessant, diesen Unterschied wahrzunehmen.

Ein möglicher Erkenntnisgewinn aus der abschließenden, gleichzeitigen Betrachtung der sieben Skulpturen und Bilder

In jedem Menschen liegt in unterschiedlicher Ausprägung das Bedürfnis nach Geborgenheit, nach Lebendigkeit und Spiel, nach Rückzug, nach Wettkampf, Austausch mit Anderen und nach Selbstbestimmung und Liebe.

Emotionale Freiheit kann gestärkt werden und wachsen, wenn ich den unterschiedlichen Bedürfnissen meiner Persönlichkeit selbstverständlich den gewünschten Raum gebe, aber mich nicht ***DAUERHAFT MIT EINEM IDENTIFIZIERE***.

Ich bin nicht ***ein*** Teil der unterschiedlichen Ausdrucksweisen meines Selbst, sondern ***alle*** diese Teile. Auch bin ich etwas, das ***jenseits***, bzw. ***unabhängig davon*** existiert.

Dies ist eine Erkenntnismöglichkeit, die sich aus der „Praktischen Metamorphose" ergeben kann:

Ich besitze eine Identität, ein Bewusstsein unabhängig von meinen Gemütszuständen und: Ich halte das Steuer selbst in der Hand.

Durch das bewusste und absichtliche Verwandeln einer Form z. B. aus einem Zustand der Aggression und Konfrontation in einen Ausdruck der Flexibilität und Kommunikation erlange ich die Möglichkeit, mir zu vergegenwärtigen, dass ich selbst meine Gefühle in unterschiedliche Richtungen lenken kann.

Im Idealfall komme ich zu der Schlussfolgerung, dass ich selbst meine Gefühle gestalte und meine Gefühle eben nicht einfach das Produkt äußerer Umstände sind.

Die vorbereitenden Fragen zu den einzelnen Schritten der Metamorphose in der Zusammenfassung

Diese Fragen können natürlich auch zu einem anderen Zeitpunkt in der Gruppe besprochen werden. Die Fragen müssen nicht gestellt werden, während die Teilnehmer den „Zwilling“ der vorangegangenen Skulptur noch einmal formen. Die vorgeschlagene Herangehensweise hat sich für mich in der Praxis als „stimmig“ erwiesen. Die Fragen habe ich nach und nach während der Arbeit mit der Metamorphose entwickelt. Ich fand es immer interessant, etwas von den Teilnehmern zu erfahren, das sie in einem ganz anderen Kontext vor meinem inneren Auge erscheinen lässt, als ich sie im unmittelbaren Arbeitsumfeld wie z.B, dem Krankenhaus oder der Tagesklinik sehe. Die Fragen öffnen auch den Gruppenmitgliedern einen Weg, sich gegenseitig in einem anderen Licht zu sehen; neue Seiten von den Anderen zu erfahren oder mit ihnen zu teilen. Immer wieder ist es mir geschehen, dass mir zum Beispiel Teilnehmer von Ereignissen erzählten, die ich niemals irgendwie mit ihnen verbunden hätte: Vielleicht erzählt ein sehr introvertierter Teilnehmer von einem Fallschirmsprung oder von einer sehr weiten Reise. Die Fragen haben sich bei meiner Arbeit als eine gute Einleitung auf den kunsttherapeutisch „zu erfahrenden“ und „zu erforschenden“ Gemütszustand erwiesen:

Geborgenheit (Saturn):

Bei diesem ersten Schritt gibt es nicht wie bei den darauf folgenden eine Frage zu Beginn der Arbeit, sondern die Bitte, sich gedanklich und emotional an einen Ort der Geborgenheit zu begeben. Die Frage und das Teilen der Antwort in der Gruppe findet beim ersten Schritt in der Nachbesprechung statt, wenn die Teilnehmer erzählen, an welchen Ort der Geborgenheit sie sich gedanklich und emotional begeben haben:

„Verrätst Du uns, wo Du gewesen bist?”

Lebendigkeit und Spiel (Sonne):

„Was hast Du als kleines Kind gespielt, bevor Du in die Schule gekommen bist oder zu Beginn der Schulzeit?"

Abgrenzung und Rückzug (Mond):

„Was für Bilder und Gefühle entstehen in Dir, wenn Du Dich daran erinnerst, wie es war, als kleines Kind ins Bett geschickt zu werden?"

Aktion, Aggression und Befreiung (Mars):

„Wann hast Du in Deinem Leben Angst überwunden?

Wann hast Du Dich vor etwas gefürchtet, dann aber trotzdem das, wovor Du Dich fürchtest, getan?

Wann hast Du Dich gefreut, dass Du mutig warst?"

Begegnung, Kontaktaufnahme und Beweglichkeit (Merkur)

„Wann hattest Du eine Begegnung mit einem Menschen oder einem Tier, die Du als ganz besonders fremdartig empfunden hast? Was war das für eine Begegnung?"

Kraft, Selbstbewusstsein, Selbstvertrauen (Jupiter)

„Wen bewunderst Du? Wen findest Du beeindruckend? Wen findest Du weise oder besonders vorbildlich? Wer ist früher Dein Vorbild gewesen? Was für Poster hingen an der Wand in Deinem Kinderzimmer und in Deiner Pubertät?"

Liebe, Harmonie (Venus)

„Was ist notwendig, damit Liebe möglich ist? Was darf auf keinen Fall fehlen?"

Die mit den Planetennamen assoziierten Wochentage und die zugehörigen Gemütszustände

Die Metamorphose folgt den Namen unserer Wochentage, die wiederum den Planeten unseres Sonnensystems entsprechen.

1.: Wir haben mit etwas Ruhigem, Einfachen begonnen, das dem Planeten Saturn entspricht (mit dem in der abendländischen Astrologie auch Schwere und Langsamkeit assoziiert wird.) Wir beginnen unsere Metamorphose mit dem letzten Tag der Schöpfung, mit dem Sabbat. Wir können uns vorstellen, dass diesem siebten Tag der Schöpfung sechs Tage vorangegangen sind und wir am Ende des Kreislaufs nun vor einem neuen Anfang stehen. Der Anfang unserer Metamorphose ist Samstag, der Saturn-Tag, englisch Saturday. Am Sabbat wird geruht und nicht gearbeitet, darum ist in der Metamorphose der Samstag der Tag der Ruhe und Geborgenheit.

2.: Auf ihn folgt der Sonnen-Tag, der lebendige Tag, das Leben, das spielerisch der Sonne entgegenstrebt.

3.: Als nächstes folgt die Energie, die sich zurückzieht und abgrenzt: der Mond-Tag.

4.: Danach kommt der Dienstag, der dem Mars entspricht; wir finden im spanischen den Namen Martes für den Dienstag. Mars ist unser Befreiungsschlag, die Konfrontation, die Aggression, der Schritt nach vorn und die Freude über den eigenen Mut.

5.: Auf ihn folgt Merkur, französisch "Mercredi", Mittwoch, der Vermittler, der den Kontakt sucht.

6.: Donnerstag gehört zum Jupiter, zum mächtigen „Gott-Vater“ und

7.: das Ziel unserer Reise ist die Venus, die Harmonie und Liebe, die dem Freitag entspricht.

1. Saturn: Samstag (englisch Saturday), der Sabbat, der Ruhetag. Ruhe, Einfachheit, Wärme.

2. Sonne: Sonntag, Fülle, sich verströmen, für alle scheinen, Lebendigkeit, Leichtigkeit, Spiel, „Ja!"

3. Mond: Montag, sich abgrenzen, Rückzug, Verhärtung, „Nein!"

4. Mars: Dienstag (spanisch Martes), Aktivität, Aggression, Tat, Wut, Mut, Befreiung, Freude über den eigenen Mut.

5. Merkur: Mittwoch (französisch Mercredi) Beweglichkeit, Kontaktaufnahme, Begegnung, Verwandlung, Flexibilität.

6. Jupiter: Donnerstag (französich Jeudi, spanisch Jueves), Kraft, Macht, Weisheit, Fülle, Größe, Selbstbewusstsein, Selbstvertrauen, Selbsterkenntnis.

7. Venus: Freitag (französisch Vendredi, spanisch Viernes), Liebe, Harmonie.

DIE KASTANIE IN DER METAMORPHOSE

1. Saturn: ***Geborgenheit.***
Die Kastanien-Blütenknospe.

2. Sonne: ***Lebendigkeit und Spiel.***
Die blühende Kastanie. Die zarte, duftende, farbenfrohe Kastanien-Blüten-Kerze, die die Bienen ruft, um bestäubt und befruchtet zu werden. Die Bienen, die die Blüten umschwirren und schließlich bestäuben.

3. Mond: ***Rückzug und Abgrenzung.***
Der harte Kastanienkern, geschützt von einer stacheligen Hülle.

4. Mars: ***Aktion, Aggression, Befreiung, Mut, die Freude über den eigenen Mut.***
Der Kastanienkern bricht aus seiner stacheligen Hülle. Er stürzt sich vom Baum herab und knallt auf den Boden.

5. Merkur: ***Begegnung, Kontaktaufnahme und Beweglichkeit, Neugier und die Fähigkeit, sich zu nähren.***
Der Kastanienkern keimt. Sein Trieb sucht neuen Kontakt zur Erde. Auch wächst von der auf die Erde gefallenen Kastanie ein Trieb in den Himmel. Der Trieb nach unten bildet Wurzeln in der Erde, um dort Wasser und Nährstoffe zu finden. Das, was nach oben wächst, sucht Sonnenlicht und erzeugt Nahrung für sich aus diesem Licht.

6. Jupiter: ***Kraft, Macht und Weisheit, Selbstbewusstsein.***
Die Kastanie bildet kräftige Wurzeln. Sie wächst durch die Lebenskraft, die sie aus Erde und Sonne erhält. Sie trägt in sich das Wissen und die Weisheit, einen neuen, eigenständigen, großen Baum zu erschaffen. Sie trägt in sich das Wissen aller Kastanien, die jemals auf der Erde lebten.
Sie hat die Macht und die Fähigkeit, immer größer zu werden.
Sie wächst heran zu einem starken, mächtigen Baum.

7. Venus: ***Liebe, Harmonie***

Der ganze Kastanienbaum. Im Besonderen die Baumkrone. Auch: viele Kastanienbäume, die beieinanderstehen.

Die Affirmationen

(Worte, die der Übungsleiter sprechen kann, um der Gruppe zu helfen, mit den sieben verschiedenen Gemütszuständen in Kontakt zu treten)

Vorbemerkung

Akut psychisch kranke Menschen habe ich nicht gebeten, die Augen zu schließen und die Affirmationen in sich wirken zu lassen. Ich habe in solchen Gruppen mit geöffneten Augen gearbeitet und die grundsätzlichen Gemütszustände der „Planeten" beschrieben.

Ich habe in Gruppen von psychisch kranken Menschen nicht mit suggestiven Affirmationen gearbeitet.

In Selbsterfahrungsgruppen oder im Kontext einer Ausbildung zum Kunsttherapeuten halte ich die Affirmationen für ein geeignetes Mittel, relativ schnell und intensiv einen Zugang zu den betreffenden Gemütszuständen herzustellen.

Die Teilnehmer haben die Augen geschlossen, der Übungsleiter sagt für den jeweiligen Planeten, der gerade „erarbeitet" wird:

1. Saturn:

Ruhe, Wärme, Einfachheit. Ganz ruhig, ganz einfach, ganz warm, ganz geborgen. Ruhig, warm, einfach, geborgen.

2. Sonne:

Die Sonne, Lebendigkeit, Spiel. Ganz heiter, ganz unbeschwert, ganz leicht. Sonne, lebendig, Spiel.

3. Mond:

Ich grenze mich ab, ich ziehe mich zurück, ich will ganz allein sein. Ich sage Nein. Nein. Ich ziehe mich zurück, ich grenze mich ab.

4. Mars:

Mut. Wut. Aktion. Aggression. Konfrontation. Ich tue, was ich will. Mut. Wut. Befreiung. Konfrontation. Aggression. Mars. Ich freue mich über meinen Mut. Ich freue mich über meine Befreiung. Ich freue mich über meine Freiheit!

5. Merkur:

Flexibilität, Begegnung, Kommunikation. Ich komme in Kontakt. Ich nehme Kontakt auf. Ich verbinde mich. Ich verstehe. Ich werde verstanden. Ich freue mich. Verwandlung. Kontakt. Beweglichkeit. Verwandlung. Ich verwandle mich. Ich verbinde mich. Ich nähre mich. Ich bin neugierig. Ich freue mich, dass ich verstanden werde. Neugier. Ich verbinde mich. Ich verwandle mich.

6. Jupiter:

Kraft, Macht und Weisheit. Ich bin ganz selbstbewusst. Ich weiß, was ich will. Ich weiß, was ich sehr gut kann. Ich bin voller Selbstvertrauen. Kraft, Macht und Weisheit. Selbsterkenntnis. Ich fühle mich stark. Ich bin ganz in meiner Kraft, ganz in meiner Macht. Ich kann das sehr gut. Kraft. Macht. Weisheit.

7. Venus:

Liebe, Harmonie. Ich liebe und ich werde geliebt. Ich liebe andere Menschen. Ich liebe mich. Ich bin in Frieden mit mir. Alles kann umarmt werden, nichts muss ausgeschlossen werden.

Ich liebe mich und ich liebe andere Menschen.

Die Wirkungsweise der Identifikation mit dem gestalteten Objekt in der Metamorphose

Das vielleicht wichtigste Handwerkszeug in der Arbeit mit der Metamorphose in Ton, wie sie hier beschrieben wird, ist ***die Identifikation des Teilnehmers mit dem von ihm gestalteten Objekt***.

Weil ein Teilnehmer einen Gemütszustand mit Herz und Hand in Ton gestaltet hat, wurde der Ton in gewissem Sinne von ihm „beseelt":

Er identifiziert sich (zu einem bestimmten Grad) mit der von ihm erschaffenen Skulptur. Darum kann es auch auf ihn zurückwirken, wenn er die Skulptur verändert.

Wenn ein Teilnehmer eine ganz geöffnete, aufrechte Skulptur gestaltet und diese verschließt oder beugt oder zusammendrückt, wirkt dies auf ihn zurück. Wenn er eine gebeugte, verschlossene Form öffnet und aufrichtet, wirkt dies ebenso auf ihn zurück.

Es ist im Prinzip so, wie man sich gemeinhin einen „Voodoo-Zauber" vorstellt. (Wenigstens habe ich mir als Kind so einen Voodoo-Zauber vorgestellt.) Dadurch, dass ich ein Objekt verändere, das mit einem Menschen verbunden ist, verändere ich auch diesen Menschen.

Selbstverständlich sind dies seelische Impulse und keine physikalischen Kräfte. Auch gibt es in unserem kunsttherapeutischen Setting keinen Voodoo-Zauberer und sein „Opfer". Im Gegenteil:

Der Teilnehmer ist sein eigener Heiler.

Er bringt etwas, das er selbst gestaltet hat, in eine andere Form.

Er verwandelt sich selbst.

Im neuronalen Netzwerk sind keine übernatürlichen Kräfte am Wirken, sondern die Spiegelneuronen.

Bei den Spiegelneuronen handelt es sich um ein Resonanzsystem im Gehirn, das die Gesten und Gefühle anderer Menschen im Empfänger zum Schwingen bringt. In der kunsttherapeutischen Arbeit nutzen wir diese „Resonanz der Spiegelneuronen" im Wechselspiel zwischen der Skulptur und dem Künstler.

Emotionale Fremdbestimmung versus emotionale Selbstbestimmung

In der therapeutischen Arbeit besteht in vielen Fällen die Wahrnehmung des Klienten, überwiegend in einem (unerwünschten) Gemütszustand festzustecken, oder unfreiwillig zwischen bestimmten Gefühlszuständen hin- und hergeworfen zu werden.

Zudem hat sich häufig die Überzeugung gefestigt, den seelischen Zustand weder verursacht zu haben, noch ihn beeinflussen zu können.

Das Bild ist das eines Bootes, das weder ein Ruder, noch eine andere Möglichkeit besitzt, seinen Kurs zu bestimmen. Vielleicht ist es auf einer stürmischen See in tiefster Nacht, vielleicht herrscht auch Windstille bei brennender Sonne; in jedem Fall hat der Steuermann des Bootes keinerlei Gewalt darüber, dorthin zu gelangen, wo er hinfahren will.

Ein großes Potential der kunsttherapeutischen Arbeit mit der Metamorphose, wie sie in diesem Buch beschrieben wird, ist das gewahrwerden der eigenen Kraft und Fähigkeit, ***das persönliche Gefühlsleben aktiv und bewusst, willentlich zu beeinflussen und selbstbestimmt, positiv zu verändern.*** Womit? Mit den Materialien und Mitteln der Kunst, z. B. mit Ton und Farbe.

Ich möchte klarstellen, dass ich hier keine emotionale Entfremdung propagieren will:

Es gibt Ereignisse, auf die wir vollkommen natürlich und ***vollkommen angemessen*** mit einem Gefühl der verzweifelten Ohnmacht, der Trauer oder des Entsetzens reagieren. Dennoch erlangen wir mit dem Heranwachsen kontinuierlich mehr Werkzeuge, die es uns erlauben, nicht nur ***automatisch*** emotional ***zu reagieren***.

Wir können im Verlauf des Lebens eine gewisse ***emotionale Autonomie*** erlangen und Strategien entwickeln, um König im Königreich unserer Gefühle zu werden.

Wir wollen in der Kunsttherapie z. B. mit Ton und Farbe unsere Gefühle erforschen und spielerisch (oder aus einer persönlichen Notwendigkeit heraus) auf sie einwirken.

Wir ermöglichen uns, willentlich und selbstbestimmt, einen Einfluss auf unsere Gefühle zu nehmen.

Wir können gleichsam fördern, uns ganz auf unsere Gefühle einzulassen und sie intensiv zu erleben, wie wir uns ebenso in die Lage versetzen wollen, nicht die „Sklaven unserer Gefühle" zu sein, wenn wir in einem Gefühlszustand feststecken.

In der therapeutischen Arbeit geht es immer (auch) um die Eroberung oder Rückeroberung einer (wenigstens teilweise so erlebten) ***emotionalen Autonomie***.

Einige praktische Anmerkungen zur Ton-Menge in der Metamorphose

In vielen Selbsterfahrungsseminaren konnte ich jedem Teilnehmer zu Beginn der Arbeit mit der Metamorphose sein eigenes 10-kg-Paket Ton geben und ihm sagen, dass er im Laufe des Seminars diese 10 Kilo Ton vollständig verarbeiten wird.

Die 10-kg-„Humpen" gibt es bei verschiedenen Künstlerbedarfs-Anbietern zu kaufen. Es sind fest in Plastik verschweißte 10-kg-Pakete.

Die Teilnehmer können mit einem schwarzen Filzstift ihre Namen auf Ihre Pakete schreiben.

Um für jeden Arbeitsschritt ***ein Siebtel*** zu erhalten, habe ich mir angeeignet, auf das Paket sechs Markierungen einzuzeichnen, so, dass sich sieben etwa gleich große Teile ergeben.

Es hat sich als praktisch erwiesen, das erste Siebtel mit einem großen Messer mitsamt der Plastikfolie abzuschneiden. Ich schneide mit dem Messer durch die Plastikfolie ein Stück Ton ab. Das kleine, abgeschnittene Stück packe ich nun aus und verwende das Stück Plastikfolie des ausgepackten Stückes als Deckel für das nun offene, übrige Paket.

Ich drücke die Plastikfolie direkt an die nun offene Stelle des Paketes, damit der Ton bei der weiteren Arbeit nicht austrocknen kann.

Vor jedem neuen Schritt in der Ton-Metamorphose bitte ich die Teilnehmer, sich ein Stück Ton von ihrem nach und nach schrumpfenden 10-kg-Humpen abzuschneiden, und zwar immer ein Siebtel von den 10 kg. Dies ist ein recht luxuriöser, idealer Zustand, in welchem jedem Teilnehmer für die Metamorphose die eigenen 10 kg Ton zur Verfügung stehen. Dies wird normalerweise z. B. bei der Arbeit in einem Krankenhaus oder einer Tagesklinik nicht möglich sein. Dort gibt es vielleicht ein großes Behältnis mit recyceltem Ton, aus dem sich alle bedienen.

Wichtig ist aus meiner Sicht, dass sich die Teilnehmer, wenn sie z. B. aus so einem großen Gefäß mit recyceltem Ton sich ihre Portion Ton zum Arbeiten herausnehmen, sie sich ***nicht zu wenig*** nehmen.

Auch ist es für die Arbeitsweise folgerichtig, für jeden Schritt der Metamorphose die gleiche Menge an Ton zu verarbeiten.

Um „Mini-Skulpturen“ zu vermeiden, kann man z. B. eine Kugel Ton auf einen Tisch in der Mitte des Raumes legen, und die Teilnehmer bitten, zunächst einmal eine Kugel zu formen, die in etwa so groß ist, wie jene, die sie dort vorfinden. Diese „Vorbild-Kugel“ sollte dann für die gesamte Metamorphose die gleiche bleiben. Wenn sich die Teilnehmer an ihr orientieren, haben sie für jeden Schritt der Metamorphose etwa die gleiche Menge Ton zum Gestalten.

Ich möchte „Mini-Skulpturen“ vermeiden, da bei der Arbeit mit Ton die Aussage „viel hilft viel“ stimmt:

Das haptische Erlebnis, die Schwere und das tatsächliche Ergreifen und Formen des Materials, ist ein wesentlicher Bestandteil der Therapie.

Einige Anmerkungen zur „Kugel im Kreis“-Übung

Zu beachten ist hier, aufzupassen, dass keiner der Teilnehmer seine Kugel „überkreuz“ weitergibt, also von links eine Kugel bekommt, die Kugel, die er aktuell hält, in seiner linken Hand behält, mit rechts nach der neuen Kugel greift und diese dann weitergibt.

Nur wenn alle Teilnehmer immer mit links nehmen und mit rechts weitergeben, kann sich die Übung am Ende erfolgreich auflösen.

Je größer die Gruppe, umso ungeduldiger werden die Teilnehmer. Bei einer Gruppe von zehn Personen glaubt vielleicht ein Teilnehmer, schon nach fünfmaligem Weitergeben wieder seine ursprüngliche Kugel in den Händen zu halten. Es kommt auch vor, dass ein Teilnehmer darauf besteht, seine Kugel wieder in den Händen zu haben, die anderen aber nicht, was praktisch so nicht sein kann, wenn die Übung richtig durchgeführt wurde. Löst sich die Übung am Ende auf, und alle haben ihre ursprüngliche Kugel wieder in den Händen, ist es immer ein beruhigendes oder auch erheiterndes Erlebnis für alle, „wieder angekommen“ zu sein.

Wenn jeder am Ende der Übung seine ursprüngliche Kugel in den Händen hält, ist die Gruppe meist ein kleines bisschen mehr „Gruppe“ geworden. Gleichzeitig sind Teilnehmer häufig überrascht, wie sehr sich ihre eigene Kugel wie ein persönlicher Gegenstand anfühlt.

GRUNDSÄTZLICHES ZUR METAMORPHOSE DER METAMORPHOSE

Es ist wichtig, in der Arbeit mit der Metamorphose immer offen, flexibel und pragmatisch zu handeln. Kann und will ein Teilnehmer beim ersten Schritt die Augen nicht schließen, dann sage: „Das macht nichts." (Es ist möglich, dass wir eine Gruppe vorfinden, die grundsätzlich nicht mit geschlossenen Augen arbeiten mag.)

Wenn ich in einem Umfeld arbeite, in welchem die Zeitplanung so ist, dass z. B. für eine Kunsttherapiestunde insgesamt 45 Minuten zur Verfügung stehen, lasse ich vielleicht für den ersten Schritt der Metamorphose (Geborgenheit) die Teilnehmer noch eine Weile mit geöffneten Augen an ihrer Skulptur arbeiten, nach dem die Phase mit geschlossenen Augen beendet ist.

Es ist dann auch ganz Ermessenssache des Übungsleiters und ganz von dem persönlichen Stil und der Präferenz des Übungsleiters abhängig, wie viel Zeit für die Nachbesprechung eingeräumt werden soll. Selbstverständlich sollte es eine Nachbesprechung und eine Reflexion geben, es besteht aber auch immer eine gewisse Gefahr, das Erlebte zu „zerreden".

Die Arbeitsweise der Metamorphose in Ton baut darauf auf, zu Beginn eines jeden neuen Schrittes, den vorangegangenen noch einmal zu modellieren. Häufig wollen die Teilnehmer wissen, wie ähnlich die neue Form der vorangegangenen Form sein soll. Ich ermutige die Teilnehmer, die Form so ähnlich, wie es ihnen möglich ist, noch einmal zu gestalten. Ich weise aber auch darauf hin, dass es uns in erster Linie wichtig ist, die Geste der vorangegangenen Form noch einmal zu haben, weil wir diese als Ausgangspunkt für unseren nächsten Schritt benötigen.

Anmerkungen zum Zeitrahmen der Metamorphose

Menschen modellieren und malen in sehr unterschiedlicher Geschwindigkeit.

Es ist möglich, dass ein Teilnehmer mit seiner Skulptur oder seinem Bild nach wenigen Minuten fertig ist, ein anderer wiederum gerne eine Stunde oder länger an einer einzigen Skulptur oder einem einzigen Bild arbeitet. Bei der Arbeit in der Gruppe müssen dies alle Beteiligten gegenseitig „aushalten", die Langsamen die Schnellen und die Schnellen die Langsamen.

Häufig schreibt auch der Kontext, in dem wir arbeiten, einen engen Zeitrahmen vor.

Für Menschen, denen die Zeit nicht reicht, kann es hilfreich sein, ihnen die Vorteile von einem ihnen unbekannten, schnellen Arbeiten zu nennen.

Wenn wir relativ schnell modellieren oder malen, sind wir möglicherweise mehr im „Tun" und weniger im „Denken". Wenn ich ganz unmittelbar und ohne großes Nachdenken meine Gefühle male oder modelliere, habe ich auch eine größere Chance „mich selbst zu überraschen" und unmittelbarer aus meinem Unbewussten heraus zu arbeiten.

Wenn beispielsweise vor dem Modellieren angekündigt wird, dass es für die Arbeit etwa 30 Minuten Zeit gibt, ist es für viele Teilnehmer hilfreich, etwa 5fünf Minuten vor Ende der Übung darauf hingewiesen zu werden, dass sie bitte in den nächsten fünf Minuten langsam zum Ende kommen sollten.

Grundsätzliches zum Malen mit Affirmationen

Es hat sich als hilfreich herausgestellt, wenn die Teilnehmer zuallererst ihr Papier vorbereiten, also, wenn an Staffeleien gearbeitet wird, sie zunächst einmal das Papier auf den Brettern dort befestigen, oder wenn im Sitzen an Tischen gemalt wird, sie das Papier vor sich legen und, wenn gewünscht, auch befestigen.

Hat ein jeder Teilnehmer Papier zum Malen vorbereitet, bitte ich darum, sich für einen Moment zu setzten und die Augen zu schließen.

Ich sage dann die Affirmationen wie zum Beispiel:

> *„Ruhe, Wärme, Einfachheit. Ganz ruhig, ganz einfach, ganz warm, ganz geborgen. Ruhig, warm, einfach, geborgen."*

Ich bitte nun darum, nachdem eine Farbe im Inneren gefunden wurde, aufzustehen, und sich Farben zum Malen zu holen, die ich auf separaten Tischen zur Verfügung gestellt habe

Ich überlasse es den Teilnehmern, ob sie mit Pastellkreiden, mit Gouache oder anderen Medien malen wollen. Grundsätzlich ermutige ich aber immer dazu, tatsächlich zu MALEN und nicht zu zeichnen. Der Fokus dieses Teils der „Praktischen Metamorphose" liegt auf dem Erleben der Farbe. Wie bereits erwähnt, habe ich im psychiatrischen Kontext die Teilnehmer nicht aufgefordert, die Augen zu schließen und die Affirmationen wirken zu lassen, um eine Überforderung zu vermeiden. Ich habe im psychiatrischen Kontext die Teilnehmer einfach aufgefordert, sich mit offenen Augen zu überlegen, wo sie sich zum Beispiel besonders geborgen fühlen und welche Farbe für sie ganz besonders mit Geborgenheit verbunden ist.

Es liegt ganz im Ermessen des Übungsleiters, wie intensiv er die Vorübung, das Einstimmen auf den gewählten Gemütszustand gestalten will.

Es kommt immer wieder vor, dass Teilnehmer glauben, sie hätten „etwas falsch gemacht" oder „etwas falsch verstanden", wenn sich in der

Besprechung der Skulpturen und Bilder zeigt, dass andere Teilnehmer andere Worte als sie selbst in ihren Werken besonders hervorheben.

Es kann sein, dass ein Teilnehmer z. B. von der Mars-Affirmation

„Mut. Wut. Aktion. Aggression. Konfrontation. Ich tue, was ich will. Mut. Wut. Befreiung. Konfrontation. Aggression. Mars. Ich freue mich über meinen Mut. Ich freue mich über meine Befreiung. Ich freue mich über meine Freiheit!"

ganz besonders das Wort

„Befreiung"

hört und seine Skulptur und sein Bild sich besonders mit diesem Begriff auseinandersetzen. Ein anderer Teilnehmer hat das Wort *„Befreiung"* aber gar nicht ***gehört***, und stört sich nun bei der Betrachtung der Bilder und Skulpturen daran. Es kommt sogar vor, dass Teilnehmer Worte ***hören***, die ich gar nicht gesagt habe, vielleicht bei den Mars-Affirmation das Wort *„Kampf"*. Oder es geschieht, dass einzelne Gruppenmitglieder sich daran stören, dass in ihrer Gemütswelt einige Worte, die ich nacheinander als Affirmation sage, ***nicht zusammenpassen***. Sie stören sich vielleicht daran, dass ich nacheinander *„Mut. Wut. Aktion. Aggression"* gesagt habe, weil nach ihrem Verständnis ***Mut doch nichts mit Aggression zu tun hat***. Hier ist es Aufgabe des Übungsleiters den Teilnehmern zu versichern, dass es vollkommen in Ordnung ist, wenn sie ein Wort nicht gehört haben, oder ein Wort gehört haben, das nicht gesagt wurde, oder, dass es vollkommen in Ordnung ist, wenn von den Worten, die ***nicht zusammenpassen*** eben eines weggelassen und das andere ausgewählt wird.

Jeder hört die Worte besonders, die aktuell für ihn richtig und wichtig sind. Es sind die Worte, die aktuell eine besondere Resonanz in ihm finden.

Fokus: Eigenverantwortung

Wichtig in der Arbeit mit der Metamorphose ist es, den Teilnehmern wiederholt zu vergegenwärtigen, dass sie selbst sich in den Gemütszustand bringen, mit dem gerade gearbeitet wird.

Es ist zwar der Übungsleiter, der zu Beginn der Kunsttherapiestunde den Teilnehmern mitteilt, dass es in der heutigen Stunde zum Beispiel um ***Rückzug und Abgrenzung*** geht, und es ist auch der Übungsleiter, der die Affirmationen spricht oder irgendwie anders auf ein hinkommen in diesen Gemütszustand vorbereitet, aber es ist immer der Teilnehmer, der sich mit seinen geistigen und emotionalen Werkzeugen SELBST in diesen Gemütszustand hineinbegibt.

Dies sich bewusst zu machen ist essentieller Erkenntnisgewinn der Übung.

Das Paradox von Akzeptanz und Wandlung

In jedem therapeutischen Kontext, in welchem es um die Veränderung von seelischen Zuständen oder Verhaltensweisen geht, begegnen sich Therapeut und Klient in einer paradoxen Situation:

Der Mensch, der den Therapeuten aufsucht, will, wie jeder andere Mensch auch, in seinem Wesen akzeptiert, geliebt und verstanden sein.

Meist hat der Klient Vermutungen oder Überzeugungen in sich, warum er so ist, wie er ist, und er hat auch häufig schon verschiedene Anläufe hinter sich, seine Situation zu verändern oder zu akzeptieren.

Das Grundbedürfnis „Ich will geliebt werden, ich will akzeptiert werden, ich will verstanden sein" steht dem Wunsch nach der Veränderung einer Verhaltensweise oder der Veränderung eines emotional-seelischen Zustandes gegenüber.

Der Wunsch nach Veränderung kann hier entweder dem Leidensdruck des Patienten entspringen, oder aus dem Einwirken von Angehörigen und Freunden hervorkommen, gleichfalls einer Kombination oder Wechselwirkung dieser beiden Faktoren.

Zusammengefasst: ***„Ich will akzeptiert und geliebt werden wie ich bin"*** trifft auf ***„Ich soll mich verändern"*** oder ***„Ich will mich verändern."***

Der Punkt auf den ich hier hinaus will ist nicht die Diskrepanz zwischen dem „Ich will" oder „Ich soll", sondern die Diskrepanz zwischen dem Bedürfnis akzeptiert zu werden „genau so wie ich bin" und dem Bedürfnis „anders zu sein" oder sogar „ganz anders zu sein."

Hier finden wir einen Lösungsansatz in den Prinzipien der Metamorphose:

Die wohl bekannteste Metamorphose in der Natur ist jene von der Raupe zum Schmetterling.

Übertragen auf die Situation zwischen Klienten und Therapeuten ist hier der Klient die Raupe und der Therapeut ist ***die Natur, die die Raupe an ihre Bestimmung erinnert***. Er ist ***die Natur, die die***

Raupe ermuntert, ihrer Bestimmung zu folgen.

Die Raupe will geliebt werden ***wie sie ist***. Sie selbst ***spürt aus sich heraus***, dass sie sich verwandeln ***muss***, ihre Umgebung ***verlangt*** von ihr, dass sie sich verwandelt.

Spricht aber ***die Umwelt***: „Mein Gott was frisst Du denn immer nur und wirst fetter und fetter! Du sollst von einer Blüte zur anderen fliegen, ganz leicht!" kann diese Unwissenheit nur zu Unzufriedenheit und Dissonanz führen.

Der entscheidende Punkt hierbei ist, dass sich die Raupe zunächst wirklich gänzlich sättigen muss. Sie muss sich ganz und gar vollfressen. Wird sie zu früh gedrängt, sich zu verändern, fehlt ihr später die Kraft zur Verwandlung.

Bleibt sie aber für immer Raupe, ist sie ihrer eigenen Bestimmung nicht treu.

Im therapeutischen Kontext ist es in dieser Metapher (auch) von äußerster Wichtigkeit, das „Ziel", den Schmetterling, in keiner Weise unmittelbar zu erzwingen.

Die Natur macht es vor:

Die Raupe entwickelt NICHT nach und nach langsam immer größer werdende Flügel auf ihrem Rücken und wird in ihrer Gestalt schmaler.

Sie entwickelt NICHT äußerlich sichtbar langsam und kontinuierlich Fühler und einen Rüssel.

Sie macht sogar scheinbar einen Entwicklungsschritt, der sich NICHT in Richtung filigraner Leichtigkeit und Beweglichkeit bewegt.

Sie befestigt sich an einem Ort. Sie verpuppt sich.

Die spinnt sich selbst in einem Schutzraum ein. Sie verkapselt sich.

Sie löst ihre Form in ihrem Inneren auf, um sich neu zu bilden.

Ein Betrachter, der von diesem Prozess nichts weiß, aber sich sicher ist, dass die Raupe ein Schmetterling werden ***muss***, wird von Entsetzen gepackt: „Oh mein Gott, was macht sie denn jetzt, jetzt frisst und krabbelt sie ja nicht mal mehr, jetzt tut sie gar nichts!"

In einem therapeutischen Prozess ist es genauso möglich, dass sich ein Klient scheinbar in eine seinem Ziel entgegengesetzte Richtung entwickelt.

Allan Carr, der mit seinem Buch *Endlich Nichtraucher* ***sehr vielen Men-***

schen geholfen hat, mit dem Rauchen aufzuhören, empfiehlt beispielsweise während der Lektüre seines Buches so viel wie irgend möglich zu rauchen.

Dies ist im übertragenen Sinne ein kunsttherapeutischer Ansatz.

Es ist ein nicht-linearer, scheinbar unlogischer Verwandlungsprozess.

Anmerkung zum Offenlassen bzw. „Nicht-Wissen“ des nächsten Schrittes

In der therapeutischen Arbeit mit sich verwandelnden Formen gibt es auch die Möglichkeit, den Klienten gänzlich frei die Formwandlungen modellieren zu lassen..

In meiner Arbeitsanleitung gebe ich die Gemütszustände, die in den aufeinanderfolgenden Schritten dargestellt werden sollen, vor.

Ich kündige aber immer nur ***einen*** Schritt an.

Ich sage also im übertragenen Sinne nicht zu Beginn:

Wir reisen von Berlin über Hannover über Bremen über Hamburg über Stade über Cuxhaven nach Helgoland. Wenn wir aus Berlin losfahren, verrate ich noch nicht, dass unsere letzte Station Helgoland sein wird. Dies hat den Nutzen, dass sich intensiver auf den Prozess selbst eingelassen werden kann.

In der therapeutischen Arbeit ist es nach meiner Ansicht immer von großem Nutzen, wenn das Ergebnis der Verwandlung des Klienten so offen gehalten wird wie möglich.

Sicher ist es grundsätzlich ein Streben nach Glück, Selbstakzeptanz und Zufriedenheit, welches einen Menschen zum Therapeuten zieht. Das exakte Formulieren eines gewünschten Ergebnisses kann aber vom eigentlichen Prozess, vom Erleben und von der Offenheit für die Selbstentdeckung ablenken, oder sie verschleiern.

Das Ziel ist ***Glück, Selbstakzeptanz und Zufriedenheit, egal, wie sich dieser Zustand manifestiert.*** Das Ziel ist nicht z. B. Nichtraucher, Großverdiener, Topmodel oder Firmenchef zu sein.

Ich kann als nichtrauchende, großverdienende Topmodel Firmenchefin ***auch*** glücklich, mich selbst akzeptierend und zufrieden sein. Aber es geht in der Arbeitsweise, wie sie in der „Praktischen Metamorphose“ angeboten wird, um die Offenheit sich selbst neu zu entdecken, Ressourcen zu finden, sich auch auf unbekannte Aspekte der eigenen Persönlichkeit einzulassen und sich möglicherweise (sogar) selbst zu überraschen.

Das Arbeiten in Zyklen: Der Tierkreis

Ich habe in der psychiatrischen Tagesklinik sehr gerne und mit sehr positiver Resonanz auch mit den Symbolen des astrologischen Tierkreises gearbeitet. Wichtig war mir hierbei, zunächst den Teilnehmern klar zu machen, dass niemand an Astrologie „glauben" muss, um von der kunsttherapeutischen Arbeit mit den Tierkreiszeichen zu profitieren.

Ich habe die Teilnehmer immer motiviert, alle zwölf Tierkreiszeichen zu modellieren und zu malen. Das Setting in der Tagesklinik erlaubte es den Teilnehmern in einer Kunsttherapie-Stunde (die sich über 2,5 Zeit-Stunden erstreckte) sowohl eine Skulptur zu modellieren, wie auch ein Bild zu malen. In einem anderen Setting wird es sich sicher anbieten, innerhalb einer Kunsttherapie-Stunde entweder zu malen oder zu modellieren.

Der astrologische Tierkreis beinhaltet in seiner Symbolsprache alle Kräfte, alle zwischenmenschlichen, sozialen, materiellen und geistigen Aspekte, mit denen ein Mensch in seinem Leben interagiert.

Wenn ich Patienten hatte, die über einen Zeitraum in psychotherapeutischen Behandlung waren, der es zuließ, dass die Patienten innerhalb dieser Zeit den vollständigen astrologischen Tierkreis modellieren und malen konnten, hatte ich immer den Eindruck, dass diese Patienten von dieser kunsttherapeutischen Arbeit ganz besonders profitieren konnten.

Anders als bei der Arbeit mit der Metamorphose der sieben Planeten habe ich bei der Arbeit mit dem Tierkreis die Teilnehmer immer von Anfang an einen Blick auf die Aufgabenstellung werfen lassen, die in den Wochen, in denen sie mit dem Tierkreis arbeiten, auf sie zukommt.

Dafür habe ich auf zwölf Din-A4-Blätter Stichworte geschrieben; Worte, die mit den zwölf Tierkreiszeichen assoziiert werden.

Diese zwölf Blätter habe ich dann alle zusammen an die Wand im Kunsttherapieraum gehängt.

Die Patienten wussten also, womit sie sich in den nächsten Wochen in der Kunsttherapie beschäftigen würden. Sie lasen die Worte auf den Blättern an der Wand und ließen diese in ihrer Vorstellung und ihrem Gemüt wirken. Dann sind die Patienten in der Reihenfolge des Tierkreises durch die Tierkreiszeichen gereist und haben für jedes Zeichen eine Skulptur modelliert und ein Bild gemalt.

Dies sind die Worte, die ich den Teilnehmern gegeben habe:

Widder (Element: Feuer)

Ich will

Eigendurchsetzung
Impuls
Energie
Anführer
Tatkraft
Mit dem Kopf durch die Wand
Anfang
Furchtlosigkeit
Initiative
Wille

Stier (Element: Erde)

Meine materiellen Bedürfnisse erfüllt

Besitz
Bodenständig
Stabil
Standfestigkeit
Soziale Gemeinschaft
Sinnlichkeit
Ruhe
Ausdauer
Wärme
Heimat

Mein Haus & Garten
Geld
Güte
Geborgen

Zwilling (Element: Luft)

Ich spreche

Kommunikation
Kindlichkeit
Leichtigkeit
Spiel
Schnell im Denken
Inspiration
Lachen
Liebe
Flüchtigkeit

Krebs (Element: Wasser)

Meine Familie

Mutter
Gemeinschaft
Mond
Sensibilität
Wasser
Erinnerung
Tradition
Geborgenheit
Schwangerschaft
Verbundenheit

Gefühl
Innen in der Seele

Löwe (Element: Feuer)

Stolz

Sonne
Ausstrahlung
Der Star
Vitalität
Im Mittelpunkt
Pascha
Kraft
Macht
Das Schöpferische
Etwas gestalten müssen
Expressivität
Das Lebendige

Jungfrau (Element: Erde)

Fürsorglichkeit

Ordnungsliebe
Zuverlässigkeit
Reinheit
Ordnung
Genauigkeit
Anmut
Schönheit
Gewissenhaftigkeit
Gesundheit
Nahrung

Waage (Element: Luft)

Harmonisch

Alles in Harmonie bringen
Alles soll nebeneinander bestehen können
Nichts muss ausgeschlossen sein
Ausgleich
Heirat
Ehe
Balance
Verständnis
Harmonie
Gerechtigkeit
Beziehung
Harmoniebedürfnis

Skorpion (Element: Wasser)

Sexualität

Eifersucht
Verlangen
Kompromisslosigkeit
Fanatismus
Die totale Verwandlung
Hingabe
Ganz oder gar nicht
Ideologie
Leidenschaft
Sexualität
Zeugung – Geburt – Tod
Erneuerung

Schütze (Element: Feuer)

Die Welt entdecken/Begeisterung

Reise
Neugier
Immer in Bewegung
Ziel
In die Ferne Reisen
Abenteuer
Kreativität
Begeisterung
Halb Mensch/halb Tier (Zentaur)
Kunst
Fremde Kulturen
Fremde, ferne Welten
Religion
Optimismus

Steinbock (Element: Erde)

Das kann ich alleine

Einsam auf dem Berg
Melancholie
Individualität
Arbeit
Identifikation mit dem Beruf
Härte
Selbstvertrauen
Durchhaltevermögen
Sich selbst genug sein
Gesetz

Wassermann (Element: Luft)

[Bedenke, dass die Luft die wässrigen Wolken trägt.]

Freiheit

Alle Türen offen
Brüderlichkeit
Geschwisterlichkeit
In einer lebendigen Gemeinschaft leben
Idealismus
Hebt Grenzen auf
Die neue Welt bauen
Eine bessere Welt bauen
Science-Fiction
Engel
Sterne
Utopie
Freie Liebe
Spiritualität
Hoffnung
Vision
Mit altem Wissen verschiedene Lebensbereiche erneuern
Erfindungsgeist

Fische (Element: Wasser)

Traum

Das Verborgene
Vertrauen
Musik
Rausch
Auflösung
Tiefe

Glaube
Vergessen
Sehnsucht
Schlaf
Das Meer
All-Eins-Gefühle
Gebete
Gott

Ein Vorteil an der Arbeit mit dem Tierkreis ist die offensichtliche, figürliche Bildsprache in Kombination mit den eher abstrakten seelisch-emotionalen Konzepten.

Patienten, die leichter einen Zugang zu unmittelbaren, konkreten Begriffen finden, konnten beispielsweise einen Krebs oder einen Widder malen und modellieren.

Teilnehmer, die einen Zugang zu eher abstrakten Begriffen wie „Verbundenheit" oder „Initiative" finden, können sich hier ganz frei künstlerisch ausdrücken.

Ich habe es immer als besonders bereichernd und für die Teilnehmer als besonders erfüllend empfunden, wenn tatsächlich am Ende des Zyklus die Patienten zwölf Bilder und Skulpturen und darin ihre Neigungen, Abneigungen, Ressourcen und Potentiale betrachten konnten.

Wie auch in der Arbeit mit der Metamorphose habe ich am Abschluss eines Zyklus immer eine finale „Ausstellung" gestaltet, bei der die Teilnehmer das Gesamtwerk, in diesem Fall den vollständigen Tierkreis, betrachten, und sich in der der Gruppe darüber austauschen konnten.

Das Arbeiten in Zyklen: Die vier Elemente

Wie bei der Arbeit mit den Tierkreiszeichen habe ich für die Arbeit mit den „vier Elementen" beschriebene Blätter mit Stichpunkten im Kunsttherapieraum nebeneinander aufgehängt.

Die Teilnehmer sehen also gleichzeitig Stichpunkte mit Assoziationen zu allen vier „Welten".

Sie können in einer Art Vorausschau sehen, womit wir uns in den kommenden Tagen oder Wochen in der Kunsttherapie beschäftigen werden.

Das gleichzeitige Betrachten aller Stichworte zu den vier Elementen erleichtert das Erkennen, worum es in den einzelnen Bereichen geht.

So wie in der Arbeit mit den „Planeten" und den „zwölf Tierkreiszeichen" habe ich alle Themen immer sowohl modellieren, wie auch malen lassen.

Es handelt sich bei der kunsttherapeutischen Arbeit mit den „vier Elementen" um eine Herangehensweise, den Menschen künstlerisch in vier verschiedenen Lebensbereichen zu erfassen und zu gestalten.

Man kann sicher einwenden, dass das System künstlich oder unvollständig ist, so gibt es beispielsweise in der chinesischen Philosophie fünf anstelle von vier Elementen.

Alle diese Systeme sind Analogien. Ihr Zweck ist, sich über verschiedene Lebensbereiche und auch verschiedene Bewusstseinszustände klarer zu werden.

Allgemein hilfreich und erleichternd bei der Arbeit mit den „vier Elementen" finde ich, (genau wie bei den „zwölf Tierkreiszeichen"), dass es sowohl eine konkrete, als auch eine eher abstrakte Ebene gibt:

Teilnehmer, denen es schwerfällt, die mit den „vier Elementen" assoziierten seelisch-geistigen Begriffe zu malen oder zu modellieren, können konkret Feuer, Wasser (oder Wasserlebewesen) oder Erde (z. B. Landschaften) oder mit der Luft assoziierte Dinge (wie z. B. Vögel oder Wolken) gestalten. Wie bei den Affirmationen zu den „sieben Planeten" oder „zwölf Tierkreiszeichen" werden die Teilnehmer sich jene Begriffe aus der angebotenen Aufzählung auswählen, die gerade mit ihnen in Resonanz stehen. Oder sich auch selber neue Begriffe dazu suchen.

Ich habe die Gruppen immer gebeten, gleichzeitig, zusammen an jeweils einem Thema zu arbeiten. Hiermit meine ich, dass ich nicht die Teilnehmer aufgefordert habe, sich ein Element auszusuchen und zu malen oder zu modellieren, sondern ich habe der Gruppe z. B. gesagt: „Heute bitte ich euch, eine Skulptur für das Element Erde zu modellieren." oder: „Heute bitte ich euch, ein Bild für das Element Erde zu malen." Wie auch bei den Planeten und Tierkreiszeichen habe ich darum gebeten, die Themen nacheinander abwechselnd zu modellieren und zu malen.

Die Reihenfolge, in welcher die Gruppe „durch die Elemente reist" habe ich manchmal etwas variiert, meiner Intuition folgend, je nach dem, was ich für einen Eindruck hatte, mit welcher Energie die Gruppe aktuell am meisten anfangen kann; ob sie sich z. B. gerade mehr mit einer „Erd-Energie" als mit einer „Feuer-Energie" auseinandersetzen sollte, oder vielleicht eher mit dem Wasser, als mit der Luft.

Auf jeden Fall habe ich die Gruppen immer so angeleitet, dass am Ende der zur Verfügung stehenden Kunsttherapiestunden alle Teilnehmer jeweils vier Bilder zu den vier Elementen, als auch vier Skulpturen zu den vier Elementen betrachten konnten.

Die Assoziationen zu den Elementen, die ich den Teilnehmern angeboten habe, sind die folgenden:

Feuer

Flammen, Funken, Hitze, Rauch, Knistern, Brennen,
Mut, Wut, Bestimmtheit, Eroberung, Wille.

Das Ich/Ego. (*Im anthroposophischen Kontext. Auch*:) Der Mensch.

Frage: ***Wofür kämpfe ich? Wofür streite ich? Was will ich?***

Mögliche, vorbereitende Übungen: Ein Feuer machen, Kerzen anzünden.

Wasser

Wellen, Rauschen, Flüsse, Regen, Strömen, Gischt, Spritzen, Seen, Ozean, Ebbe und Flut, Traum, Sexualität, Wiederholung, Wohlfühlen, Lebenskraft, Vitalität.

Der Ätherleib/Lebensleib. (*Im anthroposophischen Kontext. Auch:*) Pflanzen.

Frage: ***Wo erlebe ich Freude? Wo erlebe ich Lebenskraft? Wo erlebe ich Sinnlichkeit?***

Mögliche, vorbereitende Übungen: Schwimmen gehen. Einen Fluss beobachten und ihm lauschen. Eine Doku über Meerestiere wie z. B. Quallen anschauen.

Luft

Wind, Sturm, Himmel, Wolken, Wind, Atem, Spontanität, Albernheit, Veränderung, Gefühle, Hin und Her, Denken, Unruhe, Spaß, das Emotionale.

Der Astralkörper/Gefühlsleib. (*Im anthroposophischen Kontext. Auch:*) Tiere.

Frage: ***Wo bin ich am meisten frei?***

Mögliche, vorbereitende Übungen: Den Atem beobachten. Wolken betrachten. Ein Räucherstäbchen entzünden und den Rauch beobachten.

Erde

Mutterboden, Fruchtbarkeit, Felsen, Kiesel, Matsch, Ton, Lehm, Berge, Steine, Edelsteine, Kristalle, Schwere, Langsamkeit, Besitz, Körpergewicht, mein Körper, Knochen, Hart, Physisch, das Materielle.

Der physische Leib. (***Im anthroposophischen Kontext. Auch***:) Mineralien.

Frage: ***Wie fühle ich mich in meinem Körper?***

Mögliche, vorbereitende Übungen: An Felsen Klettern. Bergwandern. Barfuß auf Erde laufen.
Mit den Händen in Mutterboden graben. Gartenarbeit.

GEFÜHLSREICHTUM

Udo Baer beschreibt in seinem Buch „Gefühlssterne Angstfresser Verwandlungsbilder …“ (Affen König Verlag) die Arbeit mit einem gemalten „Gefühlsstern“. Diese Übung finde ich ganz hervorragend. Hierfür suchen die Teilnehmer unterschiedliche Gefühle und schreiben diese zunächst in einer „Gefühlssammlung“ auf. Danach wird ein Kreis in „Tortenstücke“ aufgeteilt und die unterschiedlichen Gefühle werden an den Rand des Kreises geschrieben und jeweils einem „Tortenstück“ zugeordnet; wobei gewünschte, positive Gefühle immer gegenüberliegend zu unerwünschten, negativen Gefühlen angeordnet werden. Ich schreibe also zu einem „Tortenstück“ z. B. „Freude“ oder „Begeisterung“ und auf die gegenüberliegende Seite z. B. „Trauer“ oder „Verzweiflung“. Ich schreibe auf die eine Seite des Kreises z. B. „Lust“ und auf die andere „Ekel“. Baer schreibt, dass er die Teilnehmer bittet, zwischen körperlichen Wahrnehmungen und seelischen Zuständen zu unterscheiden und ausdrücklich nach Gefühlen bzw. seelischen Zuständen zu suchen.

(In dem Beispielkreis, den er in seinem Buch abbildet, tauchen dann aber neben Gefühlspaaren wie „Neid“ und „Freude“ auch die Begriffe „Kälte“ und Wärme“ auf. Das finde ich unlogisch, weil ich „Wärme“ und „Kälte“ den körperlichen Wahrnehmungen zuordne. Ich kann in der Kälte stehen und frieren und dennoch glücklich sein, weil ich total verliebt bin und meine Freundin mich gerade angerufen hat und mir gesagt hat, dass sie in zwei Minuten bei mir sein wird. Ich kann auch irgendwo in der Sommerhitze stehen und total wütend oder enttäuscht sein, weil jemand eine Verabredung hat platzen lassen.)

Baer hat diese Aufgabe eher für die individuelle Arbeit mit jeweils einem Patienten konzipiert. Ich konnte die Übung auch in der Gruppenarbeit gut anwenden.

Die Arbeitsweise, die ich im Folgenden beschreibe, bezieht sich auf die Arbeit in einer Gruppe:

In der Arbeit mit dem „Gefühlsstern“ habe ich die Teilnehmer zunächst gebeten, Gefühle individuell zu sammeln und in einer Liste aufzuschreiben. Danach bat ich darum, der Gruppe die Gefühlssammlungen vorzulesen.

Wenn Teilnehmer sehr große Schwierigkeiten hatten, viele verschiedene Gefühle zu benennen, habe ich sie ermutigt, bei den Gefühlssammlungen der Anderen abzuschreiben, bzw. die eigene Liste zu ergänzen, wenn etwas vorgelesen wurde, das in der eigenen Liste nicht vorkam, aber als ein „wichtiges“ Gefühl erachtet wurde.

Es geht bei dieser Gefühlssammlung zunächst einmal um eine reine Auflistung. Es geht um das Sammeln vieler verschiedener Emotionen. Es geht nicht um die Sammlung und Benennung ausschließlich der Emotionen, die momentan besonders häufig empfunden werden.

Es geht auch um die Auflistung von Emotionen, die nicht, oder nur sehr wenig oder sehr selten empfunden werden.

Nachdem möglichst viele verschiedene Gefühle aufgeschrieben wurden, bitte ich die Teilnehmer, die Gefühle in Paare von Gegensätzen zu ordnen. Paare aus jeweils einem „gewünschten Gefühl“ und einem „unerwünschten Gefühl“. Dann habe ich wieder darum gebeten, diese Gefühlspaare vorzulesen.

Wenn dann z. B. Gefühlspaare wie „Müde“ und „Wach“ vorgelesen wurden, habe ich interveniert und gesagt, dass ich es für möglich halte, müde und ärgerlich oder müde und verliebt zu sein. Genauso kann ich wach und voller Hass, oder wach und voller Mitgefühl sein.

Meine Intention ist es, so den Teilnehmern zu helfen, sich Klarheit darüber zu verschaffen, was tatsächlich die Wahrnehmung einer Emotion ist und was die Wahrnehmung einer körperlichen Empfindung. Manchmal entstanden innerhalb der Gruppe kleine Diskussionen, ob die vorgelesenen Begriffe Gefühle oder Körperwahrnehmungen sind.

Ich habe die Teilnehmer meist gebeten, sechs bis acht „Gefühlspaare“ zu finden und diese dann dem Kreis aus 12 bis 16 Tortenstücken zuzuordnen. (Wobei die Worte außerhalb des Kreises an den Rand geschrieben werden und nicht in die Tortenstücke hinein.)

Der nächste Schritt in der Arbeit mit dem „Gefühlsstern“ ist, die den unterschiedlichen Gefühlen zugeordneten Bereiche des Kreises mit unterschiedlichen Farben zu bemalen.

Hierbei habe ich die Teilnehmer ermutigt, sich Zeit zu lassen und in

Ruhe nach den für sie stimmigen Farben zu suchen. Ich habe sie gebeten, nicht einfach z. B. ein Grün aus einer Gouache-Flasche zu verwenden, sondern sich genau das richtige Grün, das sie suchen, zu mischen aus einem (oder verschiedenen) Gelbtönen zusammen mit einem (oder verschiedenen) Blautönen.

Zweck dieser Arbeit mit dem „Gefühlsstern" kann die Unterstützung der Erschließung eines größeren Gefühlsreichtums sein. Oder die bewusste Differenzierung von Gefühlen, für Menschen, die sich von Gefühlen überschwemmt fühlen und sich danach sehnen, diese besser benennen oder besser erfassen zu können.

Auch kann die Arbeit mit dem „Gefühlsstern" helfen, sich gewisser Gefühlsmuster oder emotionaler Automatismen bewusst zu werden.

Wenn die bunten, individuellen „Gefühlssterne" gestaltet wurden, können in den darauffolgenden Kunsttherapiestunden verschiedene Aufgaben erarbeitet werden, die auf den „Gefühlsstern" aufbauen. Folgende Aufgaben haben sich bei meiner Arbeit nach der Gestaltung des „Gefühlssterns" entwickelt.

Als spannend und bereichernd hat sich die Aufgabe erwiesen, Bilder zu malen, in welchen ausschließlich Farben verwendet werden, die die Teilnehmer ***nicht*** in ihren Gefühlskreisen verwendet haben.

Die Aufgabe kann zum Beispiel lauten:

> *„Male ein Tier, das es nicht gibt, mit Farben, die nicht in Deinem „Gefühlsstern" vorkommen."*

(Wenn ein Teilnehmer sagt, er hätte doch alle Farben verwendet, können ganz sicher hellere oder dunklere Nuancen von einzelnen Farben gefunden werden, Pastellfarben, sehr kräftige oder sehr wässrige Variationen.)

Eine andere Aufgabe kann z. B. lauten:

> *„Male mit den Farben aus Deinem „Gefühlsstern" eine „Seelenlandschaft", in welcher sich auf der einen Seite eher Deine unerwünschten Gefühle befinden und auf der anderen Seite eher Deine erwünschten Gefühle sind.*
>
> *Was geschieht dazwischen? Wo und wie verbinden oder begegnen sich*

die unerwünschten und die erwünschten Gefühle?"

Eine weitere Aufgabenstellung, mit der ich sehr gute Erfahrungen gemacht habe, ist folgende:

„Male ein Haus, so, dass Du in das Haus hineinschauen kannst, als hättest Du Röntgenaugen.

Oder wie bei einem Puppenhaus. Du kannst ganz frei entscheiden, wie das Haus aussieht, ob es sehr viele Stockwerke hat und einen Keller, ob es einen Garten hat. Male dann für die unterschiedlichen Gefühle aus Deinem „Gefühlsstern" Räume in Dein Haus. Vielleicht gibt es einen Raum für das Glück, für die Freude, einen Raum für die Wut, einen Raum für die Trauer. Entscheide selbst. Entscheide, wie groß die Räume in Deinem Gefühlshaus sind, wie sie miteinander verbunden sind, vielleicht durch Treppen oder Türen. Du kannst auch den Raum um das Haus herum gestalten, die Welt um das Haus herum."

Eine weiterführende Aufgabe könnte sein:

„Du hast Dein Gefühlshaus so gestaltet, wie es momentan ist. So, wie es momentan aussieht. Wie würde Dein Traumhaus aussehen? Wie würde es aussehen, wenn Du es umbaust? (wenn Du es überhaupt umbauen willst?)"

Der Zweck dieser Übung ist, das eigene Gefühlsleben zu erkunden, sich der Räume, die unsere Gefühle einnehmen, bewusst zu werden und zu erforschen, wie diese einzelnen Räume miteinander verbunden sind.

Die Aufgabe vom Gefühlshaus kann ganz abstrakt und frei nur mit den Farben aus dem Gefühlsstern gestaltet werden; das Haus kann natürlich auch mit Figuren und mit Symbolen und Gegenständen gefüllt sein.

Ein Erkenntnisgewinn bei der Arbeit mit dem „Traumhaus-Gefühlshaus" kann sein, dass ein Haus ganz ohne Räume für die „unerwünschten Gefühle" kein vollständiges, kein „heiles" Haus ist.

Stars in der Manege: Gefühle raten

Für die Arbeit in der Gruppe eignet sich auch hervorragend eine Übung, in welcher spielerisch Gefühle erraten werden:

Hierfür werden zunächst wieder unterschiedliche Gefühle in individuellen Listen gesammelt. Es ist auch möglich, einfach die Listen aus der Arbeit mit dem Gefühlsstern zu verwenden.

Basierend auf der Liste von verschiedenen Gefühlen, die als erster Schritt in der Arbeit mit dem „Gefühlsstern" aufgeschrieben wurde, habe ich sehr bewegende, heitere, intensive und gute Kunsttherapiestunden erlebt, in denen die Aufgabe darin bestand, verschiedene Gefühle zu modellieren und von der Gruppe raten zu lassen.

Hierfür bitte ich die Teilnehmer, sich einzelne Gefühle aus ihrer Liste auszuwählen und sie zu modellieren, figürlich oder in freien Formen, ganz wie es ihnen beliebt.

Groß oder winzig, das ist vollkommen gleichgültig.

Wichtig bei dieser Arbeit in der Gruppe ist, dass die Teilnehmer zunächst den anderen Teilnehmern nicht verraten, woran sie arbeiten.

Nach der zur Verfügung stehenden Zeit haben die einzelnen Künstler dann verschiedene große oder kleine Skulpturen gestaltet, die unterschiedliche Gefühle ausdrücken.

Vielleicht hat jemand „Angst", „Wut" und „Liebe" modelliert und ein anderer „Ekel", „Hass" und „Lust".

Jetzt baue ich eine kleine „Bühne" auf einem Tisch auf (vielleicht nehme ich als Podest einfach einen Schuhkarton) und bitte die Teilnehmer, ihre Gefühle einzeln, nacheinander auf die Bühne zu stellen und von der Gruppe erraten zu lassen, um welche Gefühle es sich handelt.

Diese Übung hat ein sehr spielerisches Element und öffnet viele Möglichkeiten, Gefühle kreativ zu erkunden und auszudrücken.

Was ist Erfolg in der Kunsttherapie?

In dem Moment, in dem es dir gelingt, Menschen dazu zu ermutigen und dazu zu bewegen, kreativ zu sein; etwas zu malen, zu modellieren, zu kleben, zu drucken oder irgendwie anders künstlerisch zu gestalten, ist Deine Kunsttherapie ***erfolgreich***.

Ein Optiker ist erfolgreich, wenn er für mich eine Brille gestaltet, mit der ich besser sehen kann.

Ein Arzt ist erfolgreich, wenn er mir das richtige Mittel gegen meine Erkältung verschreibt.

Ein Kunsttherapeut ist erfolgreich, wenn es ihm gelingt, einen Raum zu erschaffen, in welchem sich andere Menschen frei fühlen, kreativ zu sein und dann in diesem Raum auch kreativ sind.

Hier mag der Leser Einspruch einlegen und finden, ich müsse die Messlatte höher hängen:

Die Messlatte für eine „erfolgreiche Kunsttherapie".

Ist meine Kunsttherapie nicht erst dann erfolgreich, wenn sich ein Klienten von einem Zwang, von einer Phobie, von einem Leidensdruck befreit hat?

Ist meine Kunsttherapie nicht erst dann erfolgreich, wenn mein Patient nicht mehr depressiv ist, wenn er sich nicht mehr selbst verletzt, wenn er keine Stimmen mehr hört?

Aus meiner Erfahrung kann ich als Kunsttherapeut nur in den seltensten Fällen signifikante, messbare, schnelle Heilungserfolge bewirken und wahrnehmen.

Die in der Kunsttherapie verwendeten Farben und die gestalteten Formen wirken langsam und ganzheitlich auf die gesamte geistige und seelische Konstitution des Patienten.

Was ich unmittelbar wahrnehmen kann, ist, ob sich mein Klient in dem Raum, den ich ihm biete und in der Zeit, die er mit mir verbringt ***frei*** fühlt, und ob er ***kreativ und aktiv*** ist.

Ich kann als Kunsttherapeut vielleicht einen Impuls setzen, einen Samen pflanzen:

Die Saat, die durch die kunsttherapeutische Arbeit gesät wird, wird vielleicht erst Tage oder Wochen, ja vielleicht erst Monate oder möglicherweise erst Jahre später aufgehen.

Wir können als Kunsttherapeuten Menschen einen Freiraum geben, den sie sonst nicht in ihrem Alltag erleben und wir können sie ermutigen, etwas von diesem Freiraum in ihren Lebensweg zu integrieren.

Wenn es für einen Menschen nicht möglich ist, bestimmte Gefühle im Alltag auszudrücken und diesen Gefühlen im Leben einen Raum zu geben und wenn sich daraus ein Leidensdruck entwickelt, kann die Kunsttherapie helfen, für diese ungeliebten und nicht ausgedrückten Gefühle einen Raum zu finden und sie sichtbar zu machen.

Kann ein Klient in seinem Alltag nicht trauern, nicht wütend sein, nicht zärtlich sein, nicht albern sein, so kann er in einem kunsttherapeutischen Raum diesen aufgestauten Energien die Möglichkeit geben, sich zu manifestieren. Im Idealfall kann er im nächsten Schritt diese Kräfte in sein Leben integrieren, auch außerhalb des geschützten, kunsttherapeutischen Raumes.

Wenn ein Mensch darunter leidet, immer alles kontrollieren zu müssen, kann es ihm Erleichterung verschaffen, einfach einmal „wild und gefährlich" zu malen, vielleicht als Rechtshänder mit seiner linken Hand, vielleicht unmittelbar mit der Hand, ohne Pinsel.

Es ist auch möglich, bestimmten Gefühlen explizit in der Kunst einen Raum zu geben: Vielleicht kann ich ein „destruktives Bild" malen, um mich im Alltag weniger destruktiv verhalten zu müssen.

Ein Kunsttherapieraum sollte grundsätzlich ein größtmöglicher Freiraum sein.

Ein Freiraum in welchem unsere Klienten frei denken und künstlerisch frei handeln können.

Nach meinem Verständnis sind Freiheit und Gesundheit untrennbar miteinander verbunden.

MALTECHNIKEN: NASS IN NASS

Bei der Nass-in-Nass-Technik wird auf extrem nasses Papier, welches zuvor in einem Wasserbad gelegen hat, mit Wasserfarbe gemalt, idealerweise mit Aquarellfarbe aus der Tube.

Es ist für den Malenden nur sehr eingeschränkt möglich, das Verlaufen der Farbe zu beeinflussen und zu kontrollieren und somit auch nur sehr eingeschränkt möglich, irgendwie gegenständlich zu malen.

Das nasse Papier wird auf Plastikbretter oder Holzbretter mit einer glatten, versiegelten Oberfläche gelegt. Diese Oberfläche kann auch noch einmal mit einem Schwamm nass gemacht werden, bevor man das Papier drauflegt. Dann werden eventuell zwischen Papier und Unterlage auftretende Luftblasen mit dem Schwamm ausgestrichen.

Es wird danach mit unterschiedlich stark verdünnter Aquarellfarbe auf dem Papier gemalt.

Nach meinem Verständnis besteht der therapeutische Nutzen unter anderem daraus, dem Klienten einen Raum zu geben, in welchem er Kontrolle aufgeben muss. Der Übungsleiter hat in erster Linie die Aufgabe, die Teilnehmer zu ermutigen, sich auf das Geschehen einzulassen.

Durch das Eintauchen in den Vorgang der zerfließenden Farben hat der Klient die Möglichkeit, in einen veränderten Bewusstseinszustand einzutreten.

Das Beobachten der zerfließenden Farben ruft im Idealfall Entspannung, Freude und Erstaunen hervor. Das Zerfließen der Farben und die Farben selbst können heilsam auf den Klienten einwirken.

Maltechniken: Schichten

Beim Schichten wird stark verdünnte Farbe flächig auf das Papier aufgetragen.

Wenn die finanziellen Mittel es erlauben, sollte, um besonders befriedigende Ergebnisse erzielen zu können, im Idealfall auf hochwertigem Aquarellpapier gearbeitet werden.

(Ich habe gute Erfahrungen damit gemacht, bei der Arbeit mit dieser Technik das Papier mit nass-klebendem Klebeband auf glatten Holzbrettern zu befestigen und dann mit diesem so befestigten Papier an Staffeleien zu arbeiten.)

Beim „Schichten" wird in einer Lasur-Technik der hoch verdünnten Farbe nach jedem Auftragen die Zeit gegeben, ganz zu trocknen.

Wenn ich danach über einen Teilbereich des zuvor bemalten Papiers eine weitere Schicht Farbe auftrage, entsteht ein Effekt, der an übereinander liegende Seidentücher erinnert.

Im Arbeitsprozess mit der Schichten-Technik kann ich langsam eine immer größere Tiefe im Bild erzeugen, indem ich in unterschiedlichen Teilbereichen des Bildes unterschiedlich viele Schichten Farbe auftrage.

Die Technik verlangt vom Maler, konzentriert und behutsam vorzugehen.

Das Schichten beinhaltet eine eigene Ästhetik in welcher der Effekt des Durchscheinens eine wichtige Rolle spielt.

Da es eine Grundvoraussetzung für die Arbeit in dieser Malweise ist, die verwendete Farbe stark zu verdünnen, erhält die Farbe die Möglichkeit, auf eine sehr sanfte und subtile Weise auf den Maler einzuwirken.

Auch verlangt es die Technik, besonders aufmerksam und in einem kontinuierlichen und relativ langsamen Tempo zu arbeiten.

Das Durchscheinen der verschiedenen Schichten assoziiert ein Eintauchen in innere Welten.

Die Transparenz der Farbschichten kann im Klienten trotz, oder gerade wegen der offensichtlichen Zartheit der Maltechnik einen Zugang zu verborgenen Gefühlswelten ermöglichen.

Es ist durchaus möglich, dass Zorn, Trauer oder Wut inden Klienten durch diese Maltechnik hervortreten.

Bei Teilnehmern, die weitestgehend „im Reinen“ mit sich sind, ist es möglich, dass das Schichten-Malen in ihnen Entspannung und Zufriedenheit stärkt.

Gerade das scheinbare ***Nichts***, das reine, nicht figürlich-denkende Auftragen der zarten Farbe birgt in sich das therapeutische Potential.

So wie ein Mantra in der Meditation vielleicht nur einen Buchstaben-Klang oder verschiedene scheinbar bedeutungslose Silben beinhaltet, und dennoch den Meditierenden „in die Tiefe seines Selbst“ führt, können in der Arbeit mit der Schichten-Technik behutsam tiefer liegende Schichten des Seelenlebens angesprochen und belebt werden.

Triptychon

Die Arbeit mit einem Triptychon bietet eine Vielfalt an möglichen kunsttherapeutischen Impulsen.

Für die Arbeit mit einem Triptychon wird ein Arbeitsblatt in drei gleichgroße Bereiche aufgeteilt und die drei Bereiche des Blattes werden benannt. Beispielsweise mit

Vergangenheit – Gegenwart – Zukunft
Krankheit – Heilung – Gesundheit
Ist-Zustand – Prozess – erwünschter Zustand

Hierbei kann in unterschiedlichen Reihenfolgen oder gleichzeitig an den drei Zuständen gearbeitet werden. Der Klient kann figürlich, oder rein farblich und frei/abstrakt arbeiten.

Schlusswort

Unzählige Methoden der Kunsttherapie sind in diesem Büchlein NICHT enthalten.

Ich habe lediglich jene aufgezählt, die mir selbst beim Anleiten besonders viel Freude bereitet haben.

Ich glaube, ein Übungsleiter, der Freude beim Anleiten hat, beeinflusst selbstverständlich positiv die stärkenden Potentiale in den Übungen.

Ich denke, Du solltest als Kunsttherapeut Übungen anleiten, die dir selber Freude bereiten!

Ich hoffe, mit diesem Büchlein Menschen zu helfen, die Fähigkeit zu vertiefen, der eigenen Individualität zu vertrauen.

Ich hoffe auch, Kunsttherapeuten zu ermutigen, neue kunsttherapeutische Verfahren selbst aktiv zu erschaffen und zu gestalten:

Denke dir eigene kunsttherapeutische Verfahren aus!

Kunsttherapie ist etwas ***Werdendes.***

Jeder Mensch ist von Geburt an Künstler und Kunsttherapeut!

Vertraue Deiner Intuition,

vertraue Deiner Individualität!

Die ***Kunst*** in der ***Kunst***therapie an sich ist ***Therapie.***

Künstlerisch aktiv zu sein bedeutet immer auch therapeutisch aktiv zu sein.

LITERATUR

Rudolf Steiner: "Die Geheimwissenschaft im Umriss"
Rudolf Steiner: "Die Philosophie der Freiheit" (Rudolf Steiner Taschenbücher aus dem Gesamtwerk)
Axel Burkart: "Mit einem Satz das Leben ändern" (Irisiana Verlag)
Udo Baer: "Gefühlssterne Angstfresser Verwandlungsbilder …" (Affen König Verlag)

Claas Hoffmann
Ruppiner 35
13355 Berlin
Claasvommars@yahoo.com
Tel: 030 60925759
Mobil: 017657384535

Do it yourself Kunsttherapie-Seminar

Hier biete ich einen Selbsterfahrungs-Workshop an, der die Grundelemente der Kunsttherapie vermittelt. Du brauchst dafür: geistige Gesundheit, einen Freund oder eine Freundin oder am besten eine Gruppe von mehreren Freunden, die sich verabreden, sich für sieben Wochen zweimal wöchentlich für einige Stunden zu treffen. (z. B. an den Wochenenden …)

Das ***Do it yourself Kunsttherapie-Seminar*** eignet sich auch für eine Familie.

Ideal ist eine Gruppe mit einer geraden Anzahl.

In der folgenden Beispiel-Anleitung handelt es sich um eine Gruppe von sechs Personen. Die Seminar-Anleitung besteht aus sieben Briefen: Für jede Seminar-Woche ein Brief. In diesen Briefen wird dir erklärt, welche Kapitel des Buches Du in der jeweiligen Woche lesen musst. Auch findest Du einige zusätzliche Aufgaben. Du wirst mit „Arthur" angesprochen, weil sich darin das englische Wort für Kunst „Art" befindet. Der Name Arthur setzt sich aus den Anfangsbuchstaben von sechs Seminarteilehmern zusammen; sie stehen hier stellvertretend für Dich und alle anderen Menschen, die neugierig sind, am Seminar teilzunehmen.

Woche 1

~ Lieber Arthur! (**A**ndreas-**R**alf-**T**heresa-**H**elen-**U**te-**R**amona) ~

Herzlich willkommen zum Kunsttherapie-Seminar!

Ich wünsche Dir viel Freude!
Ich wünsche Dir, dass Du neue Fähigkeiten entdeckst.

Dieser Workshop hat zum Ziel, dass Du Deine Stärken stärkst und Dich ganz besonders lebendig fühlst.
Auch ermutigt Dich der Workshop, als Kunsttherapeut tätig zu sein.
(Ich schreibe immer Kunsttherapeut und nicht Kunsttherapeutin, weil die männlichen Kunsttherapeuten unbedingt gestärkt werden müssen, da sie in der Unterzahl sind.

Der Workshop dient als Fundament einer Ausbildung zum Kunsttherapeuten, nicht zur Gesprächstherapeutin!
Du wirst Dich im Laufe des Seminars mit den anderen austauschen, aber das Sprechen über die Kunstwerke, die entstehen werden, ist nicht das Wichtigste an dieser Arbeit.
Das Wichtigste sind die Bilder, die Skulpturen, die Kunstwerke die dabei entstehen, und: was sie in dir bewirken.
Kunsttherapie stärkt Dich auf unterschiedliche Weise:

Das Material selbst hat ein heilsames und stärkendes Potential. Der Ton selbst ist die Medizin, die Droge. Die Farben und das Papier sind die Medizin und die Droge. Das Material mit dem Du arbeitest ist die Medizin und die Droge. Das Material selbst ist der Therapeut.
Deine Aktivität an sich ist stärkend und heilsam. Ich meine die Tatsache, dass Du nicht grübelnd in der Ecke sitzt, sondern aktiv etwas tust. Wir besitzen die Fähigkeit uns über Farbe und Ton und andere Medien auszudrücken. Diese Fähigkeit, uns Gefühle anders als durch Sprache zu zeigen, ist ein Geschenk, eine Gabe - und sie zu verwenden ist ein großes Glück. Vielleicht gibt es auch Dinge, die wir nicht sagen, son-

dern nur malen oder modellieren oder anders künstlerisch ausdrücken können. Dann ist dieser Akt des künstlerischen Ausdrucks stärkend und heilsam.
Wir können durch künstlerische Aktivität unser Bewusstsein verändern. Die Fähigkeit, in unterschiedlichen Bewusstseinszuständen verweilen zu können, ist ein Ausdruck von Gesundheit und Reichtum.
Diese Ausbildung beginnt mit einer Übung, die sich "Metamorphose" nennt. Es ist der künstlerische Ausdruck einer Verwandlung von einem energetischen Zustand in einen anderen. Du wirst durch sieben verschiedene Gemütszustände reisen und sie ausdrücken in Ton und Farbe.
So wirst Du am Ende der Metamorphose sieben Skulpturen und sieben Bilder gestaltet haben.
Bitte lies die ersten 40 Seiten des Kunsttherapie-Handbuchs. Du findest darin eine "Vorbereitende Übung" zur Metamorphose (Seite 24 bis 27) und den ersten "Planeten" der Metamorphose (Seite 28 bis 34). Es ist der ***Planet der Ruhe und Geborgenheit.*** Und Du findest im Skript den zweiten "Planeten" der Metamorphose (Seite 35 bis 40). Es ist der ***Planet der Lebendigkeit, der Leichtigkeit, des Spiels.***

Du wirst also für beide "Planeten" eine Skulptur formen und ein Bild malen. Ich bitte Dich für diese unterschiedlichen Gemütszustände auch Musikstücke zu suchen:
Suche Musikstücke, egal aus welchem Genre, egal ob instrumental oder mit Gesang auf Tonträgern (CD oder Mp3 oder Vinyl oder Tape, was auch immer …) mit denen Du folgende Gefühle bzw. Energien bzw. Gemütszustände verbindest:

[1.] ***Ruhe, Wärme, Frieden, Geborgenheit***
[2.] ***Freude, Heiterkeit, ganz leicht, ganz unbeschwert, sorglos, die Sonne, lebendig, Spiel, fröhlich.***

Ich schlage dir vor, dass sich alle sechs Freunde am ersten Kunsttherapie-Ausbildungstag die Musik vorspielen, die sie für
[1.] ***Ruhe, Wärme, Frieden, Geborgenheit***

ausgesucht haben.
Dann machen alle die "Vorbereitende Übung" zur Metamorphose (Seite 24 bis 27) und die Aufgabenstellung von Seite 28 bis 34.

Am zweiten Kunsttherapie-Ausbildungstag spielen sich alle die Musik vor, die sie für
[2.] ***Freude, Heiterkeit, ganz leicht, ganz unbeschwert, sorglos, die Sonne, lebendig, Spiel, fröhlich.***
ausgesucht haben und machen Seite 35 bis 40 aus dem Skript.

Lieber Arthur, Du musst ein bisschen improvisieren. Das Skript ist so verfasst, dass es einen Übungsleiter gibt und Teilnehmer. Vielleicht ist es am besten, wenn Du gleich zu Beginn der Ausbildung auch schon für einen kurzen Moment in die Rolle des Übungsleiters schlüpfst. Zum Beispiel beim ersten Schritt der Metamorphose arbeiten die Teilnehmer mit geschlossenen Augen und der Übungsleiter gibt Affirmationen. Du kannst die Affirmationen geben und dann von der Übungsleiter-Rolle in die Teilnehmer-Rolle wechseln. Ich habe in dem Skript die wörtliche Rede *grau/ kursiv* dargestellt, damit deutlich ist, was (sinngemäß) gesagt werden sollte. Für den Fall, dass Du an den ersten zwei Ausbildungstagen in dieser ersten Woche noch viel Zeit und Energie hast, etwas über die Metamorphose hinaus zu gestalten, oder für den Fall, dass Du nicht nur an zwei Tagen mit den zwei Hauptthemen der Metamorphose arbeiten willst, sondern noch mehr gestalten willst an noch mehr Tagen, gebe ich dir folgende Aufgaben:

1. Male ein Triptychon:
Die Arbeit mit einem Triptychon bietet eine Vielfalt an möglichen kunsttherapeutischen Impulsen. Für die Arbeit mit einem Triptychon wird ein Arbeitsblatt in drei gleichgroße Bereiche aufgeteilt und die drei Bereiche des Blattes werden benannt. Beispielsweise mit

Vergangenheit – Gegenwart – Zukunft
oder
Krankheit – Heilung – Gesundheit

oder
Istzustand – Prozess – erwünschter Zustand

Hierbei kann in unterschiedlichen Reihenfolgen oder gleichzeitig an den drei Zuständen gearbeitet werden. Du kannst figürlich, oder rein farblich und frei/abstrakt arbeiten.

2. Male die Puppe eines Schmetterlings

3. Male Deine Biographie. Egal ob als “Lebenslinie”, egal ob figürlich oder abstrakt, egal ob mit Zahlen und Worten oder ohne Zahlen und Worte.

4. Schreibe ein kurzes Gedicht, ein “Haiku” zu Ruhe, Wärme, Frieden, Geborgenheit und zu Freude, Heiterkeit, ganz leicht, ganz unbeschwert, sorglos, die Sonne, lebendig, Spiel, fröhlich.

5. Male und/oder modelliere frei, ganz egal, was Du willst, so viel Du willst.

Also, dann sei gespannt, was entsteht und wie es dir ergeht.

Viel Spaß und herzliche Grüße,

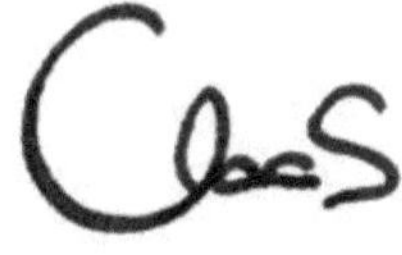

Woche 2

~ Lieber Arthur! (**A**ndreas-**R**alf-**T**heresa-**H**elen-**U**te-**R**amona) ~

Bitte lies die nächsten 16 Seiten des Kunsttherapie-Handbuchs. Du findest darin den dritten "Planeten" der Metamorphose (Seite 41 bis 50). Es ist der ***Planet des Rückzugs, der Abgrenzung.*** Der ***Planet "Nein"*** und der ***Planet des Alleinseins.***

Und Du findest im Skript den vierten "Planeten" der Metamorphose (Seite 51 bis 56). Es ist der ***Planet der Tat, der Aktion,*** der ***Planet der Wut*** und der ***Planet der Aggression*** und der ***Planet der Freude über den eigenen Mut.***

Du wirst für beide "Planeten" eine Skulptur formen und ein Bild malen. Ich bitte Dich wieder für diese unterschiedlichen Gemütszustände auch Musikstücke zu suchen, mit denen Du folgende Gefühle bzw. Energien bzw. Gemütszustände verbindest:

[3.] ***Ich will ganz allein sein. Ich ziehe mich zurück. Ich grenze mich ab.***
Ich suche und finde meinen ganz eigenen Raum.
[4.] ***Aktivität, Tatkraft, Sport, Wettkampf, Aggression, Wut, Überwindung von Angst, Befreiung,***
Mut, Freude über den eigenen Mut, Freude über die eigene Kraft.

Ich selbst würde vielleicht für [3.] etwas von Echo & the Bunnymen auswählen und für [4.] etwas von *Rage Against the Machine.* Ich schlage dir vor, dass sich alle sechs Freunde am dritten Kunsttherapie-Ausbildungstag die Musik vorspielen, die sie für
[3.] ***Ich will ganz allein sein. Ich ziehe mich zurück. Ich grenze mich ab.***
Ich suche und finde meinen ganz eigenen Raum. Dann machst Du Seite 41 bis 50 vom Skript. Am vierten Kunsttherapie-Tag spielen sich alle sechs Freunde die Musik vor, die sie für

[4.] ***Aktivität, Tatkraft, Sport, Wettkampf, Aggression, Wut, Überwindung von Angst, Befreiung, Mut, Freude über den eigenen Mut, Freude über die eigene Kraft.***
ausgesucht haben. Dann machst Du Seite 51 bis 56 vom Skript.

Der Tag vom ***Planeten des Rückzugs*** beinhält auch einen "Zwischenschritt". Dieser Zwischenschritt besteht aus einer gemeinsamen Betrachtung und einem Austausch. Es wird im Skript erklärt, was ich damit meine. (Seite 45 bis 49).

Lieber Arthur, bitte bedenke bei der Arbeit mit der Metamorphose die folgenden Dinge:

Wenn Du später einmal als Kunsttherapeut arbeiten willst und Spaß an der Metamorphose hast und sie anwenden willst, denkst Du möglicherweise zunächst, die ersten zwei Schritte der Metamorphose sind angenehmere Schritte als die Schritte drei und vier. Es ist aber keineswegs gesagt, dass sich Deine Teilnehmer wohlfühlen in Schritt 1 und 2, sie können bei der Arbeit mit "Geborgenheit" oder bei der Arbeit mit "Leichtigkeit und Spiel" genauso traurig und wütend werden wie bei der Arbeit mit "Rückzug" oder "Aggression".

Einige Klienten lieben gerade Schritt drei und vier. Wichtig ist, dass Du einen geschützten Raum erzeugst, in dem sich Deine Teilnehmer frei fühlen. Wenn es dir gelingt, einen FREIRAUM zu gestalten und diesen Raum Deinen Teilnehmern zur Verfügung zu stellen, hast Du 93% Deiner Arbeit als Kunsttherapeut getan.

Du kannst darauf vertrauen, dass Deine Teilnehmer sich mit dem Ton und der Farbe soweit auf die Energie (auf den "Planeten") einlassen, wie sie es selbst wollen und für möglich halten. Sie können so weit in die Energie "eintauchen", wie sie sich trauen, so weit, wie sie wollen.

Darum ist es so wichtig, dass Du einen FREIRAUM gestaltest und zur Verfügung stellst.

Bitte bedenke auch:

Du machst einen ***Do it yourself Intensiv-Kunsttherapie-Workshop mit Freunden*** und darum habe ich die Übungen so gestaltet, dass Du relativ schnell Erfahrungen machst, die Dich z. B. mit den Kräften der

Metamorphose in Kontakt bringen.

Als Kunsttherapeut in der Psychiatrie habe ich die Patienten nicht aufgefordert, mit geschlossenen Augen zu arbeiten. Wenigstens nicht so, wie ich es jetzt bei Dir immer wieder sage. Ich habe den Patienten vielleicht einmal kurz vorgeschlagen, für einen Augenblick beim Modellieren die Augen zu schließen. Ich fordere Dich immer wieder dazu auf, weil Du gesund bist und weil ich will, dass Du eine möglichst intensive Erfahrung machst.

Du bist in einer ***Do it yourself Kunsttherapie-Ausbildung***. Du machst im Laufe dieser Ausbildung Selbsterfahrung mit kunsttherapeutischen Methoden; Du bist aber nicht mein Klient oder Patient, ich bin nicht vor Ort und ich bin nicht Dein Therapeut. Ich bin Dein virtueller Übungsleiter und ich vermittele dir die Arbeit mit kunsttherapeutischen Methoden soweit dies durch ein Buch möglich ist. Ich biete dir stärkere und intensivere Methoden an, als ich sie z. B. mit einer Gruppe von Patienten mit der Diagnose "Depression und Persönlichkeitsstörung" machen würde.

Ich würde mit so einer Gruppe alles bewusster und mit geöffneten Augen gestalten.

Mit so einer Gruppe arbeite ich also ***nicht*** mit geschlossenen Augen und auch ***nicht*** mit den Affirmationen. Ich biete der Gruppe trotzdem an, etwas zu den Themen, die mit den "Planeten" verbunden sind zu malen und zu modellieren und ich ermutige alle, sich darüber auszutauschen.

Ich sage Dir aber auch nicht, dass Du z. B. eine Gruppe von Patienten mit der Diagnose "Depression und Persönlichkeitsstörung" ***auf keinen Fall*** auffordern solltest mit geschlossenen Augen zu arbeiten und ich sage Dir auch nicht, dass Du so einer Gruppe ***auf keinen Fall*** Affirmationen wie z. B. "Ich will ganz allein sein" geben solltest.

Ich sage Dir aber: Ich denke, ich würde es nicht tun.

Du wirst es, solltest Du in die unwahrscheinliche Situation kommen, mit so einer Gruppe zu arbeiten, selbst in dem Moment richtig entscheiden, wie Du Deine Therapiestunde gestalten willst und wie Du die Gruppe an die Themen der Metamorphose heran leiten willst (wenn Du mit der Gruppe mit den Themen der Metamorphose arbeiten willst.)

Bitte bedenke auch, dass es vollkommen in Ordnung ist, wenn Du Formulierungen in der Anleitung der Metamorphose veränderst. Verändere die Worte, mit denen Du Dich als Übungsleiter oder Therapeut bei der Arbeit mit der Metamorphose nicht wohlfühlen würdest.

Wenn Du beispielsweise denkst: "Ich möchte beim ***Planeten des Rückzugs*** meine Teilnehmer nicht ermutigen, sich daran zu erinnern, wie sie als Kinder ins Bett geschickt wurden. Damit fühle ich mich nicht wohl. Dabei habe ich kein gutes Gefühl."

Dann tue es bitte nicht.

Diese Erinnerung an das Zubettgehen ist Teil meiner Arbeitsanleitung in diesem Workshop.

Sie ist eine Überleitung, (eine Methode), um vom Sonnen-Zustand in den Mond-Zustand zu wechseln.

Wenn Du Dich z. B. mit dieser Überleitung als Therapeut oder Workshopleiter nicht wohlfühlst, solltest Du sie verändern, wenn Du selber einen Workshop leitest.

Du könntest z. B. fragen: "Bitte teile in der Gruppe, was Du benötigst, um sehr gut allein sein zu können." Oder frage etwas anderes. Entscheide selbst. Du wirst etwas finden. Aber jetzt, innerhalb von diesem Workshop, biete ich dir die Fragen und Überleitungen, wie ich sie in meinen Workshops verwende und je nach Klient auch als Kunsttherapeut.

Das gleiche gilt für die Formulierungen in der Überleitung zum ***Planeten der Wut***. Auch hier kannst Du selbstverständlich Formulierungen verändern (oder weglassen). Du solltest, wenn Du Dich damit ***nicht*** wohlfühlst, ***nicht*** danach fragen:

"Wann hast Du Angst überwunden?"

Du könntest z. B. danach fragen:

"Wann hast Du Dich das letzte Mal gefreut, dass Du mutig warst?"

Du solltest die Metamorphose so verwandeln, dass Du Dich mit ihr voll und ganz wohlfühlst, wenn Du als Therapeut oder Workshop-Leiter mit ihr arbeitest.

Jetzt, in unserem Workshop, biete ich dir die Fragen und Überleitungen und Methoden so an, wie ich sie entwickelt habe. Du bist ausdrücklich ermutigt, die Fragen und Überleitungen zu verwandeln, zu modifizieren, so, dass ***Du*** Dich ganz wohl mit ihnen fühlst, wenn Du selber mit ihnen als Therapeut oder Workshopleiter arbeitest.

Für den Fall, dass Du in den kommendensieben Tagen noch mehr malen, modellieren und gestalten willst, gebe ich dir dieses Mal folgende Aufgaben:

1. **Modelliere** einen Reiter.
Gerne kannst Du auch irgendetwas ganz Fantasievolles gestalten: ein Tier, das auf einem anderen Tier reitet.

2. **Modelliere** einen Dompteur und sein Tier oder seine Tiere.
(Ich meine so einen, wie wir ihn aus dem Zirkus kennen. Das heißt nicht, dass ich es irgendwie gutheiße, wie Tiere im Zirkus gehalten oder behandelt werden.) z. B. Einen Dompteur mit einem Seehund, oder mit einem Löwen oder einem Fantasietier.

3. **Male und/oder modelliere** eine Festung, eine Burg.

4. **Male und/oder modelliere** einen Ritter, der mit einem Drachen kämpft.

5. Male ein freies Bild, also irgendetwas Deiner Wahl, (oder viele freie Bilder) wenn Du Linkshänder bist mit der rechten Hand und wenn Du Rechtshänder bist mit der linken Hand.

6. Schreibe ein kurzes Gedicht, einen "Haiku" zu ‚Ich will ganz allein sein. Ich ziehe mich zurück. Ich grenze mich ab.‘

Ich suche und finde meinen ganz eigenen Raum.
und zu

Aktivität, Tatkraft, Sport, Wettkampf, Aggression, Wut, Überwindung von Angst, Befreiung, Mut, Freude über den eigenen Mut, Freude über die eigene Kraft.

7. **Male und/oder modelliere** frei, ganz egal, was Du willst, so viel Du willst.

Viel Spaß und herzliche Grüße,

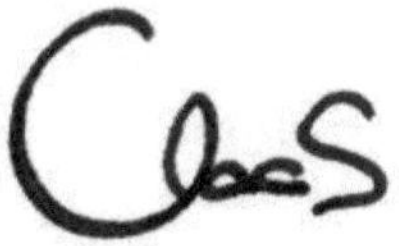

Woche 3

~ Lieber Arthur! (**A**ndreas-**R**alf-**T**heresa-**H**elen-**U**te-**R**amona) ~

Bitte lies die nächsten 15 Seiten des Kunsttherapie-Handbuchs.

Du findest darin den fünften "Planeten" der Metamorphose (Seite 57 bis 65). Es ist der ***Planet der Verbindung*** und ***der Flexibilität.***

Und Du findest im Skript den sechsten "Planeten" der Metamorphose (Seite 66 bis 71). Es ist der ***Planet der Macht, der Weisheit,*** der ***Planet der Selbsterkenntnis*** und der ***Planet des Selbstbewusstseins.***

Du wirst für beide "Planeten" eine Skulptur formen und ein Bild malen. Ich bitte Dich, wieder für diese unterschiedlichen Gemütszustände auch Musikstücke zu suchen mit denen Du folgende Gefühle bzw. Energien bzw. Gemütszustände verbindest:

[5.] ***Verbindung, Kontaktaufnahme, verstanden werden und Verstehen, Verständnis, Kommunikation, Flexibilität, sich einlassen, sich austauschen, "Ich bin neugierig!"***
[6.] ***Kraft, Macht, Weisheit, Selbsterkenntnis, Selbstvertrauen, Selbstbewusstsein, innere und äußere***
Kraft und Macht, "Ich bin ganz in meiner Macht, ganz in meiner Kraft."

Ich selbst würde vielleicht für [5.] etwas von Ideal auswählen und für [6.] etwas von Editors. Ich schlage dir vor, dass sich alle sechs Freunde am fünften Kunsttherapie-Ausbildungstag die Musik vorspielen, die sie für
[5.] ***Verbindung, Kontaktaufnahme, verstanden werden und Verstehen, Verständnis, Kommunikation, Flexibilität, sich einlassen, sich austauschen, "Ich bin neugierig!"***
ausgesucht haben. Dann machst Du Seite 57 bis 61 und die Seiten 64 und 65 vom Skript.

Danach, wenn Du also für [5.] modelliert und gemalt hast, kannst Du noch die Seiten 62 und 63, das "Merkur-Zwischenspiel" aus dem Skript machen.

"Kannst Du", "musst Du" aber nicht.

Am sechsten Kunsttherapie-Tag spielen sich alle sechs Freunde die Musik vor, die sie für

[6.] ***Kraft, Macht, Weisheit, Selbsterkenntnis, Selbstvertrauen, Selbstbewusstsein, innere und äußere***

Kraft und Macht, "Ich bin ganz in meiner Macht, ganz in meiner Kraft." ausgesucht haben. Dann machst Du Seite 66 bis 71 vom Skript.

Für den Fall, dass Du in den kommenden sieben Tagen noch mehr malen, modellieren und gestalten willst, gebe ich dir dieses Mal folgende Aufgaben:

1. Solltest Du die Seiten 62 und 63 aus dem Skript, das "Merkur-Zwischenspiel" noch nicht gemacht haben, suche dir ein Mitglied aus der Gruppe und mache es mit ihm zusammen.

2. Schreibe ein kurzes Gedicht, einen "Haiku" zu Verbindung, Kontaktaufnahme, verstanden werden und Verstehen, Verständnis, Kommunikation, Flexibilität, sich einlassen, sich austauschen, "Ich bin neugierig!" und zu

Kraft, Macht, Weisheit, Selbsterkenntnis, Selbstvertrauen, Selbstbewusstsein, innere und äußere Kraft und Macht, "Ich bin ganz in meiner Macht, ganz in meiner Kraft."

3. Male und/oder modelliere frei, ganz egal, was Du willst, so viel Du willst.

4. Gestalte eine ***ruhige, aufrechte Form***. Die Form kann frei oder figürlich sein. Wenn Du sie figürlich machen möchtest, könntest Du z. B. eine "Wasserträgerin" gestalten. Eine Frau (oder einen Mann) die

(oder der) einen Krug auf dem Kopf transportiert. Vielleicht stützt er oder sie den Krug mit einer oder beiden Händen, vielleicht auch nicht. Vielleicht ist es ein sehr großer Krug, vielleicht ein kleiner. Das macht man in unserem Kulturkreis wenig: einen Krug Wasser auf dem Kopf transportieren. Wichtig ist hierbei: Die Wasserträgerin muss ruhig schreiten (sie wird wohl kaum laufen oder rennen) und sie wird sich ganz und gar aufrecht halten. Du kannst diese ***Qualität des Ruhigen und ganz Aufgerichteten*** auch gerne in einer freien Form ausdrücken.

5. Gestalte eine Figur, die auf dem Boden hockt und dann in mehreren Schritten aufsteht. (Du gestaltest also mehrere Skulpturen.) Du kannst diese Qualität des "Aufstehens" auch in freien Formen ausdrücken.

Herzliche Grüße,

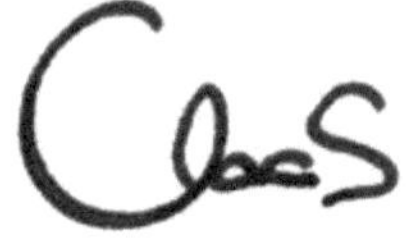

Woche 4

~ Lieber Arthur! (**A**ndreas-**R**alf-**T**heresa-**H**elen-**U**te-**R**amona) ~

Bitte lies die nächsten 34 Seiten des Kunsttherapie-Handbuchs.

Du findest darin den siebten "Planeten" der Metamorphose (Seite 72 bis 75). Es ist der ***Planet der Liebe*** und ***der Harmonie.*** Es ist das ***Reiseziel*** der Metamorphose!

Du wirst für diesen "Planeten" eine Skulptur formen und ein Bild malen. Ich bitte Dich wieder für diesen Gemütszustand ein Musikstück zu suchen mit dem Du folgende Gefühle bzw. Energien bzw. Gemütszustände verbindest:

[7.] ***Liebe, Harmonie, Alles darf sein, nichts muss ausgeschlossen werden, Gemeinschaft, Vertrauen, Glückseligkeit, Ein Herz und eine Seele.***

Ich selbst würde vielleicht für [7.] etwas von Level 42 auswählen.
Ich schlage Dir vor, dass sich alle sechs Freunde am siebten Kunsttherapie-Ausbildungs-Tag
die Musik vorspielen, die sie für
[7.] ***Liebe, Harmonie, alles darf sein, nichts muss ausgeschlossen werden, Gemeinschaft, Vertrauen, Glückseligkeit, ein Herz und eine Seele.***
ausgesucht haben. Dann machst Du Seite 72 bis 75 vom Skript.

Am achten Kunsttherapie-Tag machst Du Seite 76 bis 82 vom Skript.
An diesem achten Kunsttherapie-Tag schaut ihr euch alle gemeinsam die sieben Bilder und Skulpturen an, die ihr für die Metamorphose gemacht habt.
Den Aufbau findest Du auf Seite 77
Bitte stellt euch die Fragen, die ihr auf den Seiten 77 bis 81 findet.

Die Seiten 81 bis 93 beinhalten Gedanken zur Wirkungsweise der kunsttherapeutischen Arbeit, wie ihr sie bisher getan habt, also ein bisschen Theorie. Auch findet ihr einen kleinen Rückblick auf einzelne Aspekte der "sieben Planeten". Ich bitte euch, dass ihr euch zusammen hinsetzt und euch diese Seiten vorlest und euch darüber austauscht.

Die Seiten 94 bis 100 braucht ihr euch von mir aus nicht vorzulesen.
(Auf den Seiten 94 und 95 gibt es ein paar Anmerkungen zur "Ton-Menge" die verwendet wird, auf Seite 96 gibt es noch eine Anmerkung zu der Übung, in der alle eine Ton-Kugel im Kreis herumgeben, auf Seite 97 gibt es noch ein paar pragmatische Gedanken, falls ihr die Übung mal selbst anleiten wollt, ebenso auf Seite 98, wo es um den Zeitrahmen geht.
Auf Seite 99 stehen ein paar Gedanken zu Erfahrungen mit der praktischen Arbeit mit Affirmationen.)

Die Seiten 101 bis 105 bitte ich euch wieder vorzulesen und euch darüber auszutauschen.

Auf Seite 105 schreibe ich, dass ich, wenn ich die Metamorphose anleite, ich immer nur einen Schritt ankündige. Dies habe ich bei euch etwas anders gemacht: Ich habe euch angekündigt:
Schritt 1 + 2.
Schritt 3 + 4.
Schritt 5 + 6.
Schritt 7.
Dies geschah so, da ich dir in den kommenden Wochen noch andere Übungen anbieten möchte und es in unserem 7-Wochen-Kurs im zur Verfügung stehenden Zeitrahmen so für sinnvoll hielt.

Solltest Du diese Woche noch mehr malen und modellieren wollen, greife bitte auf die Aufgaben zurück, die ich dir in den letzten Briefen geschrieben habe.
Gerne kannst Du darüber hinaus auch:

EIN Bild malen, dass für Dich "die Essenz der Metamorphose" beinhaltet und/oder EINE Skulptur gestalten, die für Dich "die Essenz der Metamorphose" beinhaltet.

Ich wünsche dir viel Freude!

Herzliche Grüße,

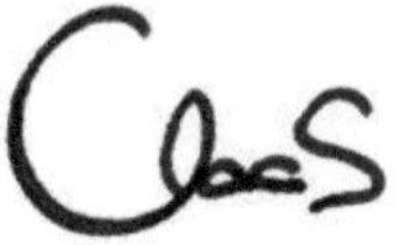

Woche 5

~ Lieber Arthur! (**A**ndreas-**R**alf-**T**heresa-**H**elen-**U**te-**R**amona) ~

Bitte lies die nächsten 12 Seiten des Kunsttherapie-Handbuchs.
Du findest darin zwei Arbeitsanleitungen für das Arbeiten mit Zyklen:

1. Den Tierkreis (Seite 106 bis 113) und **2.** Die 4 Elemente (Seite 114 bis 117).

Zum Tierkreis:
Bitte lies Seite 106 bis 113.
Ich bitte Dich ein Bild zu malen und eine Skulptur zu gestalten für **Dein Sonnenzeichen**, also **Dein Sternzeichen.**

Zu den vier Elementen:
Bitte lies Seite 114 bis 117.
Bitte male ein Bild und gestalte eine Skulptur für **das Element, dem Dein Sternzeichen zugeordnet ist.** (Die Zuordnung findest Du auf den Seiten 107 bis 113 im Skript.)

Wenn Du mehr Zeit hast, bitte ich Dich darüber hinaus für die vier Elemente **EIN** Bild zu malen, mit vier Symbolen oder Farbklecksen, spontanen Ausdrücken Deiner Gedanken und Assoziationen.
Ein Bild, das alle vier Elemente darstellt. Arbeite hierbei ganz aus dem Bauch heraus, ohne zu denken. Arbeite spontan und intuitiv.
Und: Wenn Du noch mehr Zeit hast, bitte ich Dich für den Tierkreis **EIN** Bild zu malen, mit **zwölf** Symbolen oder Farbklecksen, spontanen Ausdrücken Deiner Gedanken und Assoziationen.
Ein Bild, das den gesamten Tierkreis darstellt.
Auch hier: Arbeite aus dem Bauch heraus, ohne zu denken, spontan und intuitiv.
Wenn Du noch mehr Zeit und Energie hast: Gestalte auch Kunstwerke für die anderen ***Elemente***, so, dass Du schließlich Skulpturen und Bilder ***für alle vier Elemente*** hast.

Wenn Du immer noch mehr Zeit und Lust und Energie besitzt: Gestalte bitte ein Bild und eine Skulptur für Deinen ***Aszendenten***.

Wenn Du z. B. bei https://www.astro.com/horoskope auf "Horoskopzeichnung, Aszendent" klickst und Du Deine genaue Geburtszeit kennst, kannst Du dort Deinen Aszendenten finden. Dein Aszendent ist dort, wo am äußeren Rand der Horoskopzeichnung die Buchstaben "**AC**" stehen. Je nach der dir zur Verfügung stehenden Zeit, mache bitte auch ein Kunstwerk für ***das Zeichen, in welchem Dein Mond steht***.

Und wenn Du jetzt immer noch mehr Zeit und Lust und Energie hast: Male und/oder modelliere Kunstwerke ***für alle übrigen der zwölf Tierkreiszeichen***, so, dass Du schließlich Bilder und Skulpturen für alle zwölf Tierkreiszeichen hast.

Herzliche Grüße,

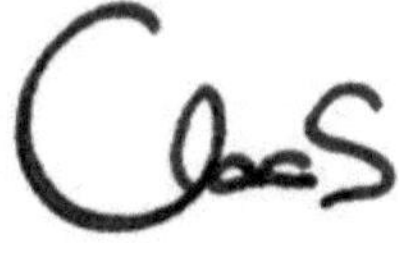

Woche 6

~ Lieber Arthur! (**A**ndreas-**R**alf-**T**heresa-**H**elen-**U**te-**R**amona) ~

Bitte lies die nächsten 7 Seiten des Kunsttherapie-Handbuchs.

Du findest darin die Arbeitsanleitungen für das Malen eines "Gefühlssterns" und einige weitere Aufgaben, die sich daraus entwickeln können.

Bitte male den "Gefühlsstern".
Die Beschreibung findest Du auf Seite 118 und 120, und bitte male "Das Tier, das es nicht gibt" (Aufgabenstellung auf Seite 120). Die anderen Aufgaben auf Seite 120 und 121, die "Seelenlandschaft" und das "Gefühlshaus" male bitte, wenn Du noch mehr Energie und Zeit und Lust hast, weitere kunsttherapeutische Verfahren zu erleben und darin einzutauchen.

Und: Wenn alle sechs Freunde zusammen Lust haben, die Aufgabe "Stars in der Manege: Gefühle raten" (Seite 122 im Skript) als Spiel zu gestalten, werdet ihr bestimmt viel Spaß daran haben!

Auf Seite 123 und 124 findest Du noch ein paar allgemeine Betrachtungen zum "Erfolg in der Kunsttherapie".

Ich wünsche dir auch dieses Mal viel Freude!

Herzliche Grüße,

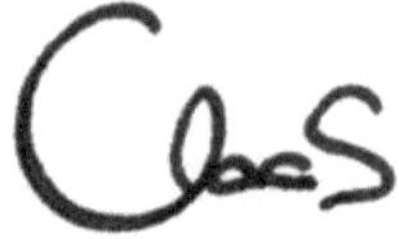

Woche 7

~ Lieber Arthur! (**A**ndreas-**R**alf-**T**heresa-**H**elen-**U**te-**R**amona) ~

Bitte lies heute die letzten 6 Seiten des Kunsttherapie-Handbuchs.

Du findest darin die Arbeitsanleitungen für das "Nass-in-Nass-Malen" und die Arbeitsanleitungen für die "Schichten-Technik".

Bitte probiere das "Nass-in-Nass" und die "Schichten-Technik" aus. Solltest Du nicht die idealen Materialien dafür zur Verfügung haben: Das macht nichts.

Du findest im Skript auch noch einmal die Anleitung für das Tryptychon.

Wenn Du Zeit und Lust dazu hast:

Modelliere ein Tryptychon.

Solltest Du noch Zeit und Energie zur Verfügung haben und einige der "Zusatzaufgaben" noch nicht gemacht haben, dann greife bitte auf sie zurück, wenn Du noch Inspiration für diese kommende Woche suchst.

Ansonsten bitte ich Dich, in den nächsten sieben Tagen mit einem "Klienten" wenigstens eine Kunsttherapiestunde zu gestalten.
Dies könnt ihr entweder untereinander unter euch sechs Freunden machen; das heißt, ihr einigt euch immer, wer "Therapeut" und wer "Klient" ist und ihr gestaltet dann jeweils eine Stunde füreinander und miteinander. Oder, (das würde noch mehr Möglichkeiten für neue Erfahrungen und Erkenntnisse eröffnen) ihr fragt andere Freunde oder Bekannte oder Familienmitglieder, ob sie bei euch eine Stunde "Kunsttherapie", wie ihr sie gemeinsam in der Gruppe in den letzten Wochen erfahren konntet, erleben wollen.

Ihr könnt Einzelstunden gestalten oder Kunsttherapie-Settings für eine Gruppe gestalten. Ich hoffe, meine Intention, die ich zu Beginn der ersten Woche dieses Do it yourself Workshops einleitend geschrieben habe, konnte sich erfüllen:

"Ich wünsche dir viel Freude!
Ich wünsche dir, dass Du neue Fähigkeiten entdeckst.
Dieser Workshop hat zum Ziel,
dass Du Deine Stärken stärkst und Dich ganz besonders lebendig fühlst. Auch ermutigt Dich der Workshop, als Kunsttherapeut tätig zu sein."

Alles Liebe,

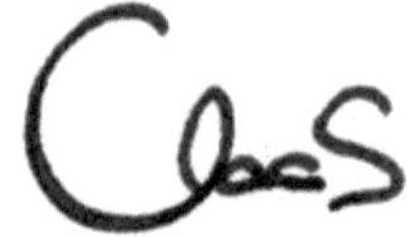

Bildteil

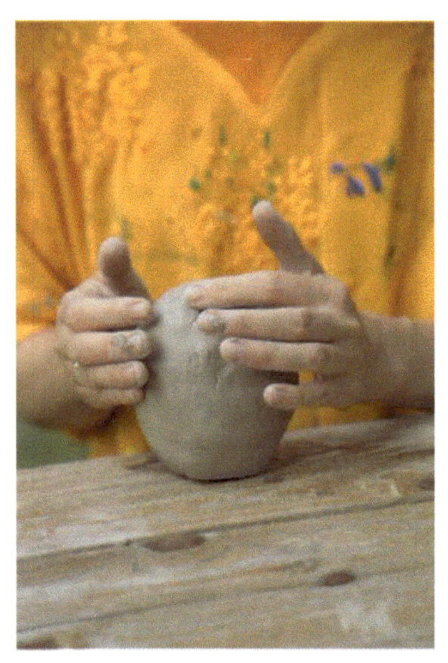
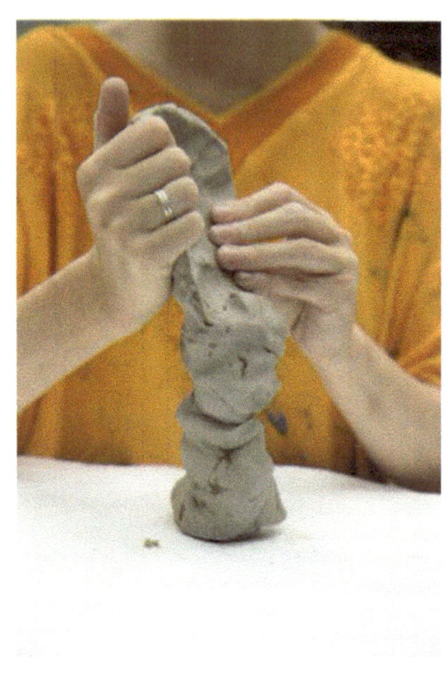
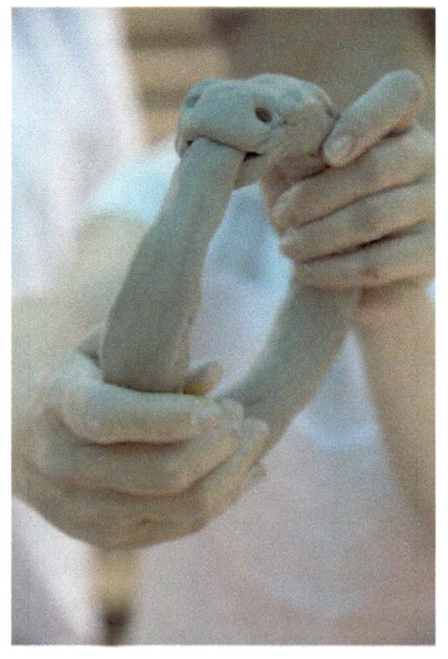
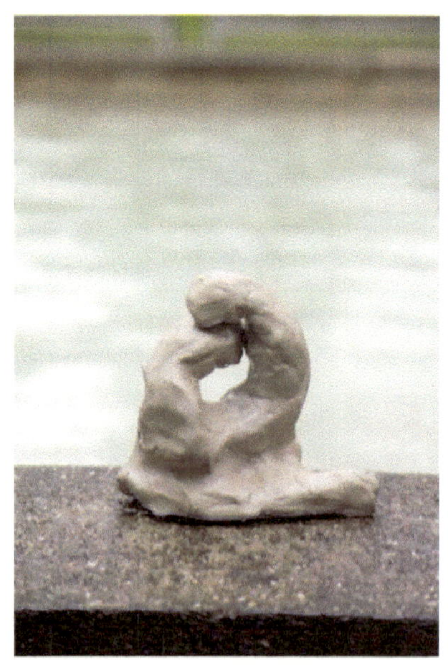

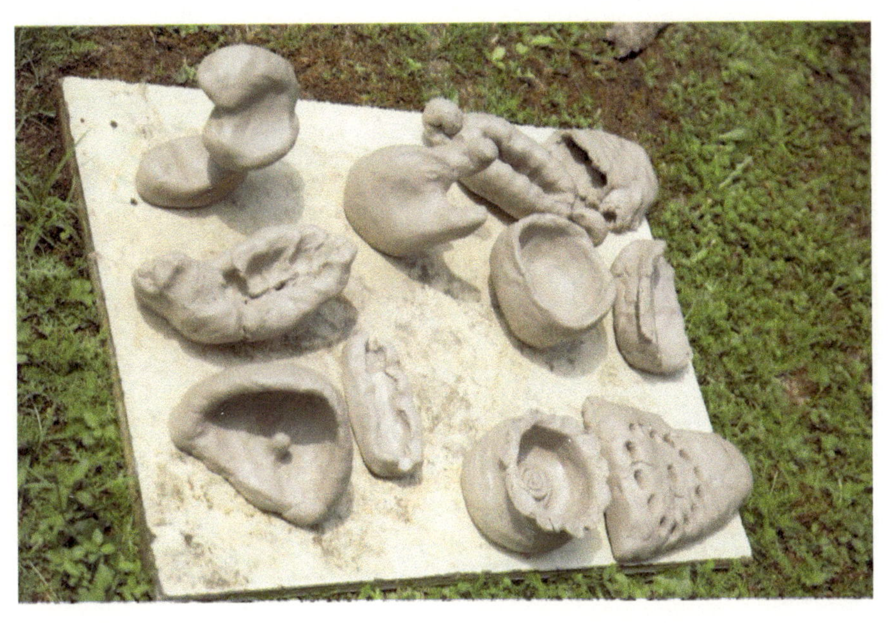

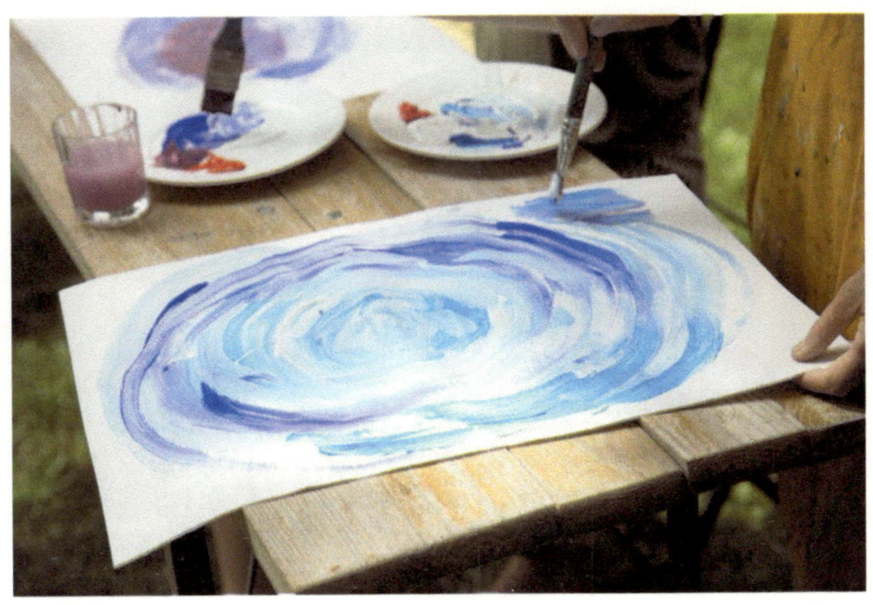

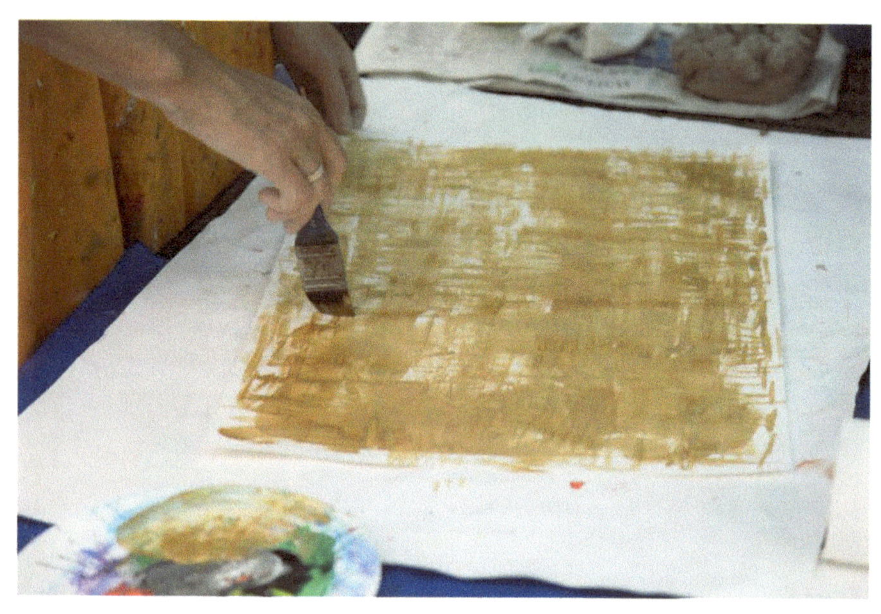

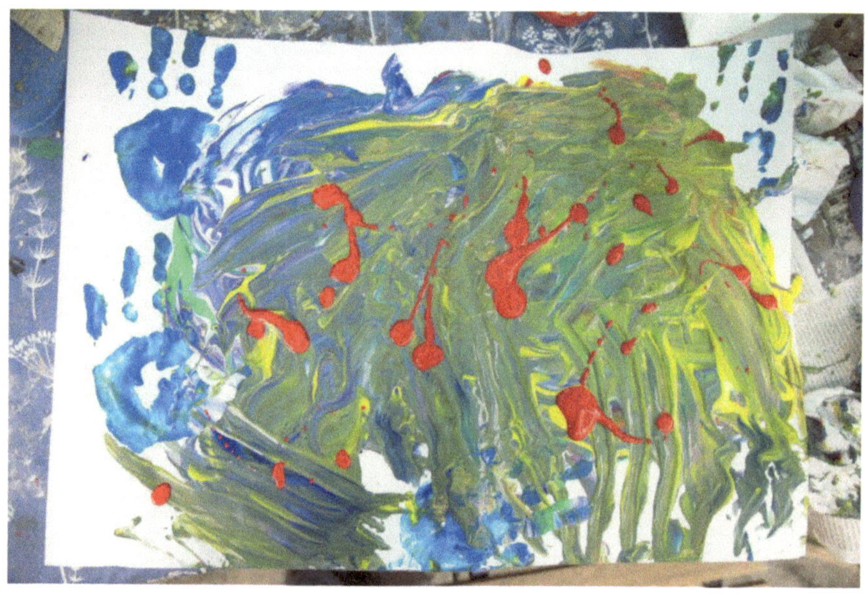

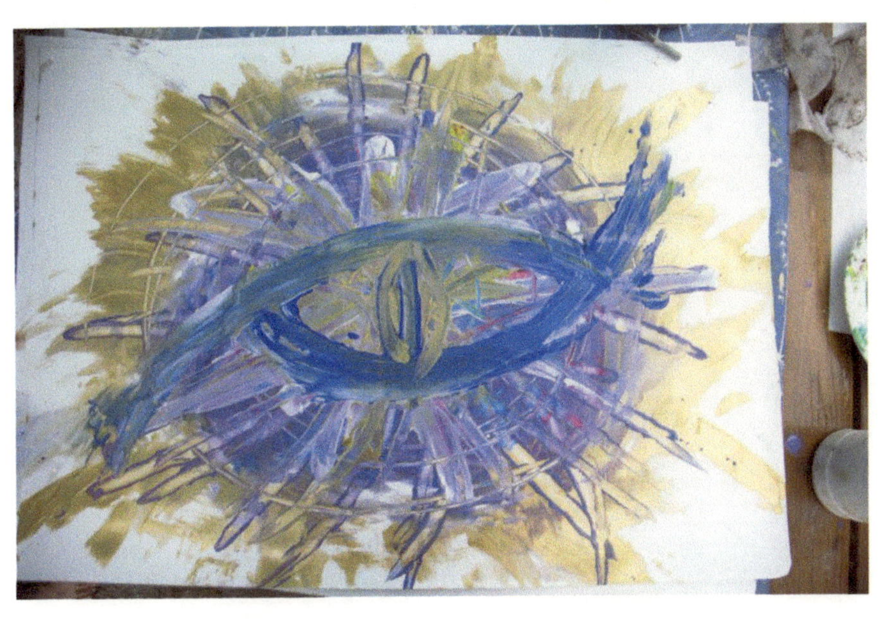

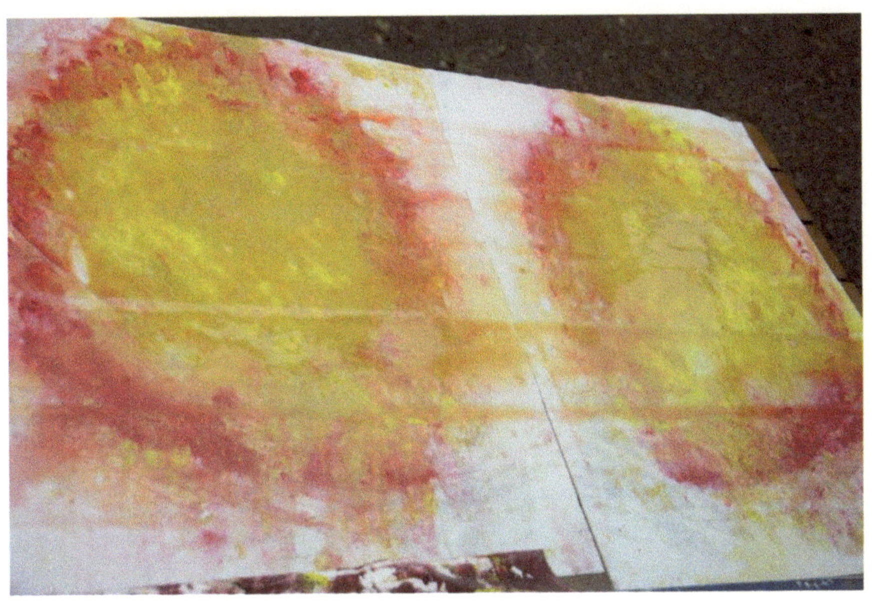

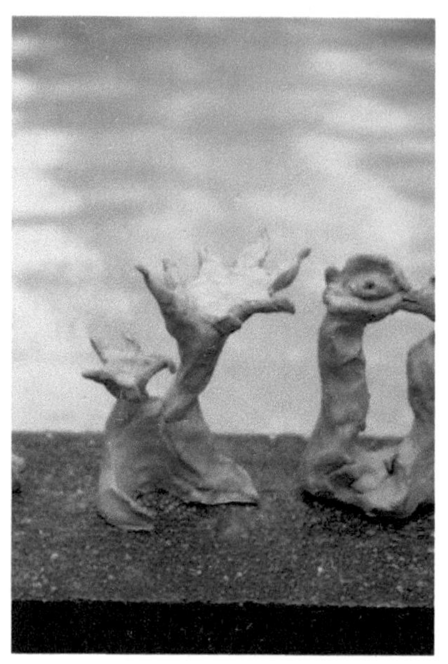

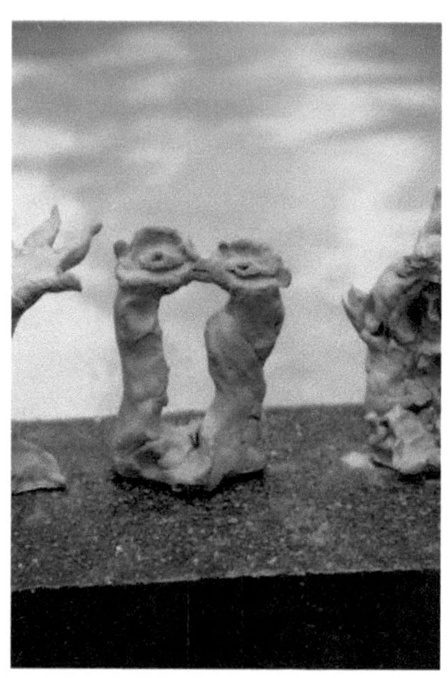

(Bilder von Andreas Collandi)

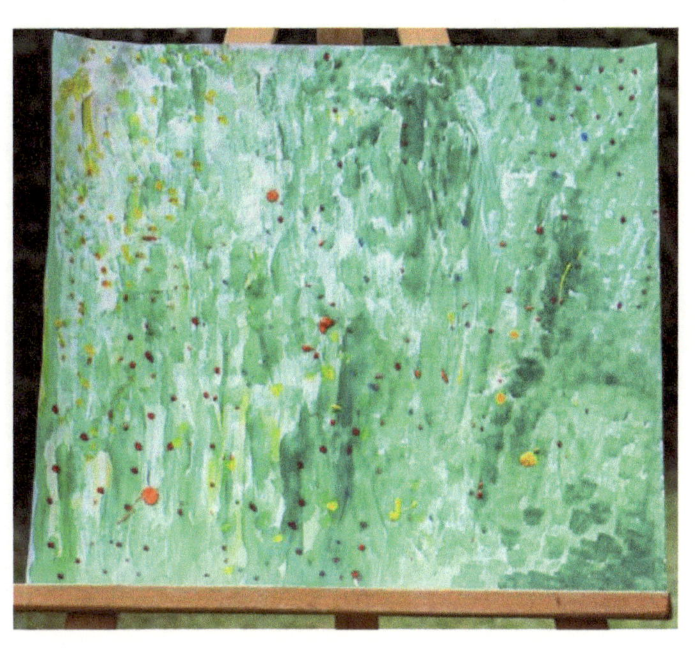

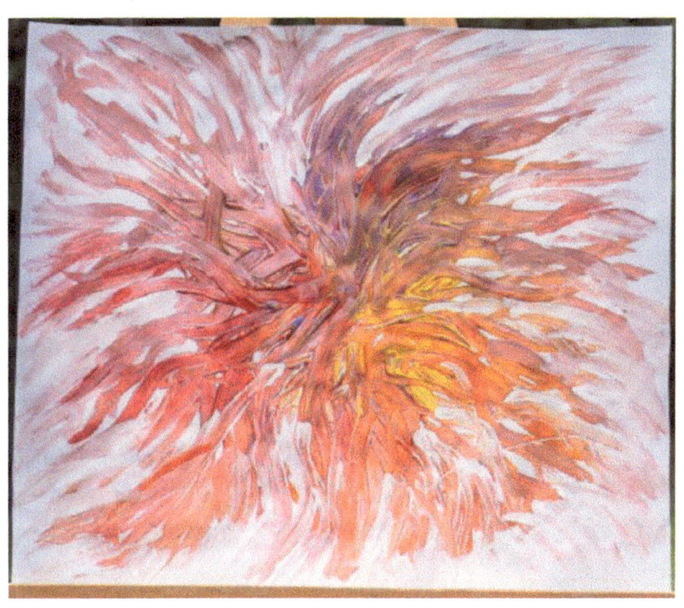

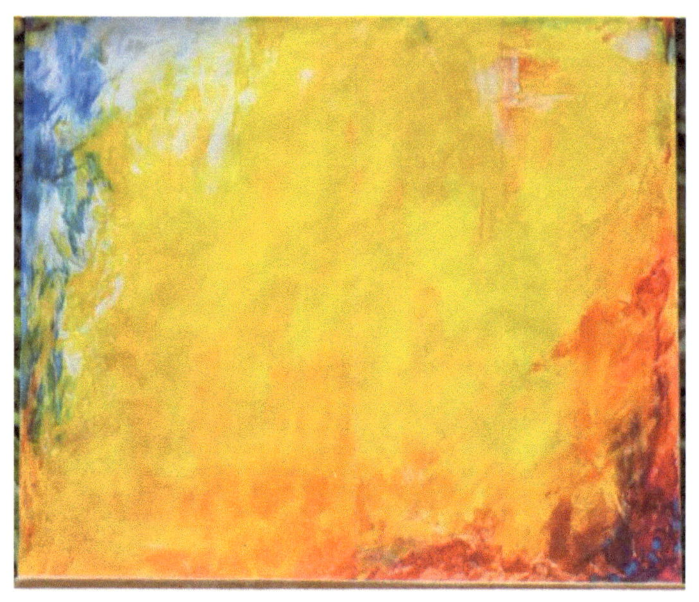

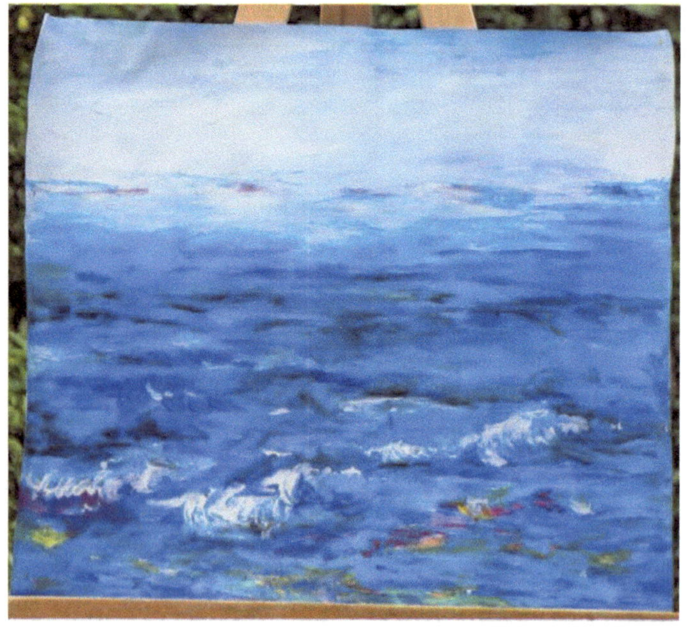

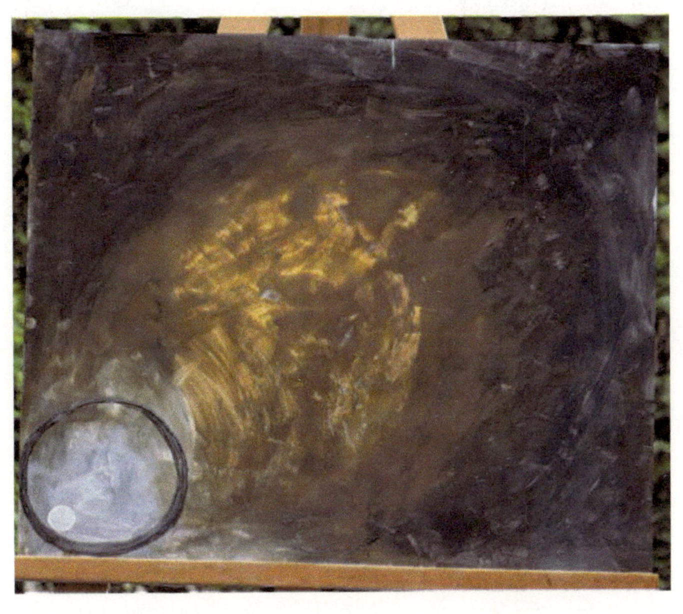

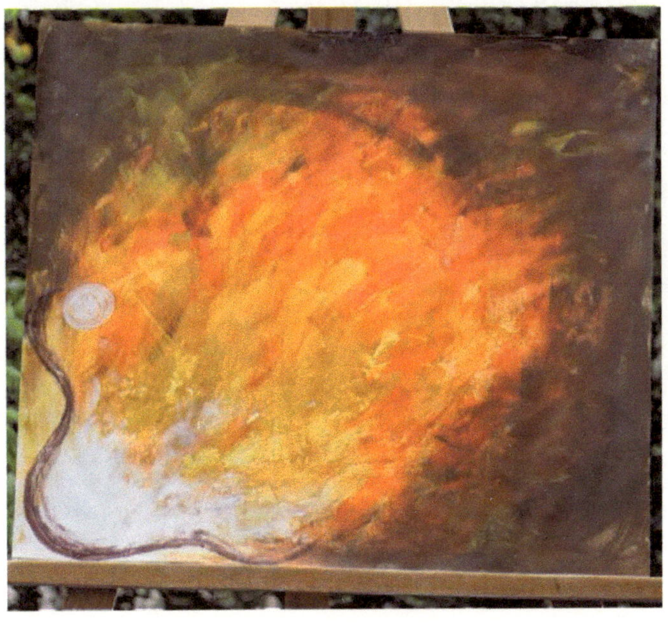

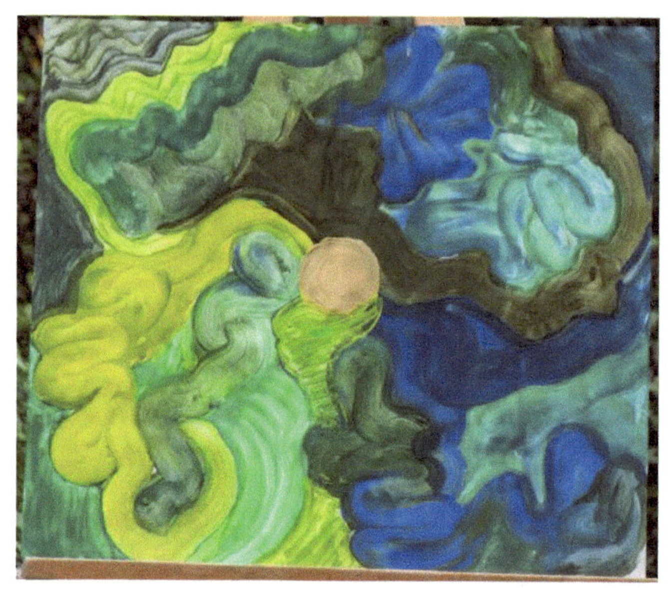

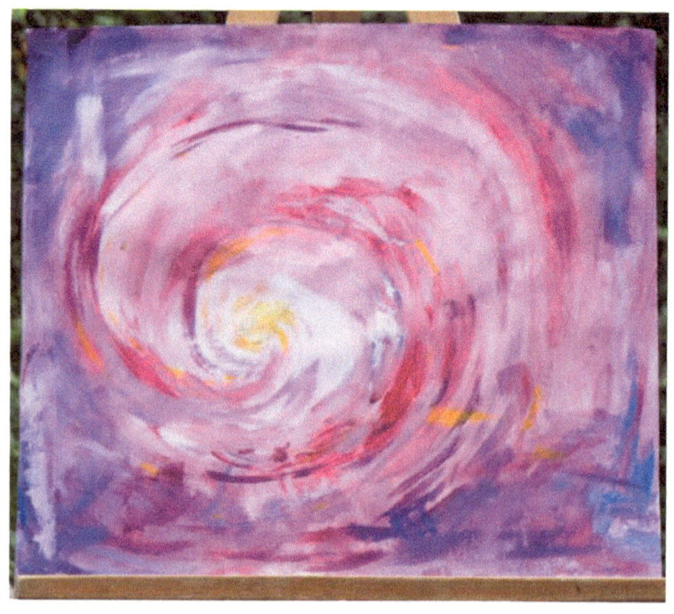

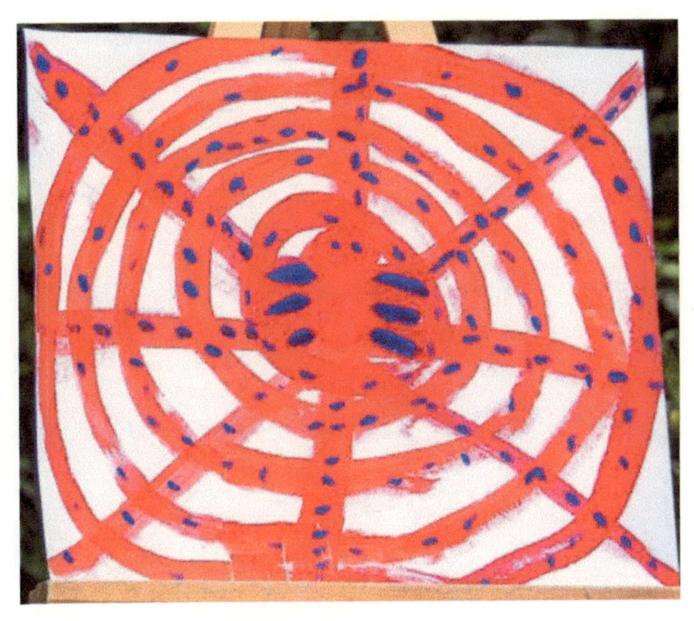

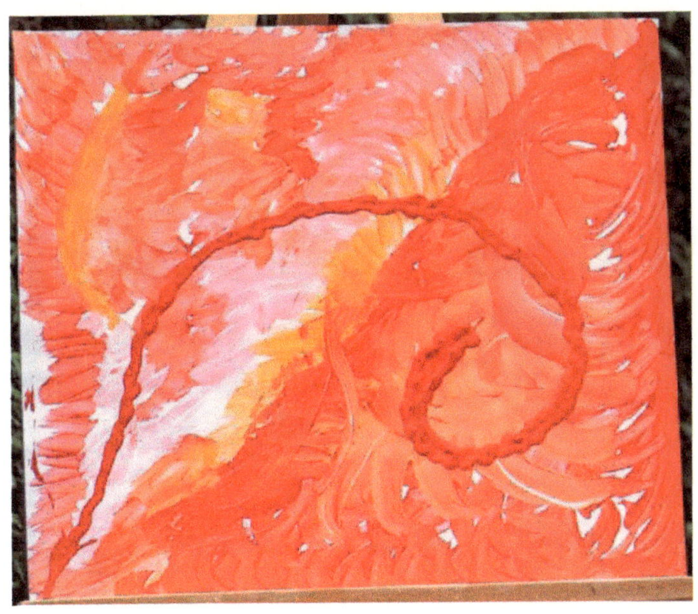

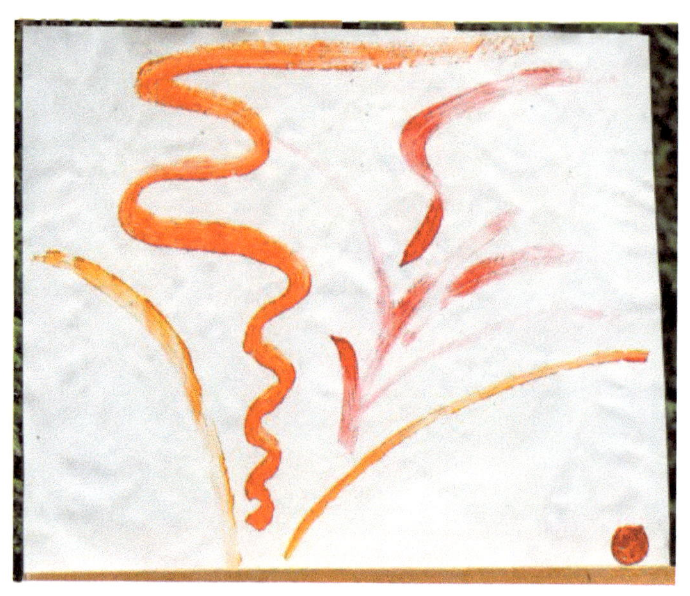

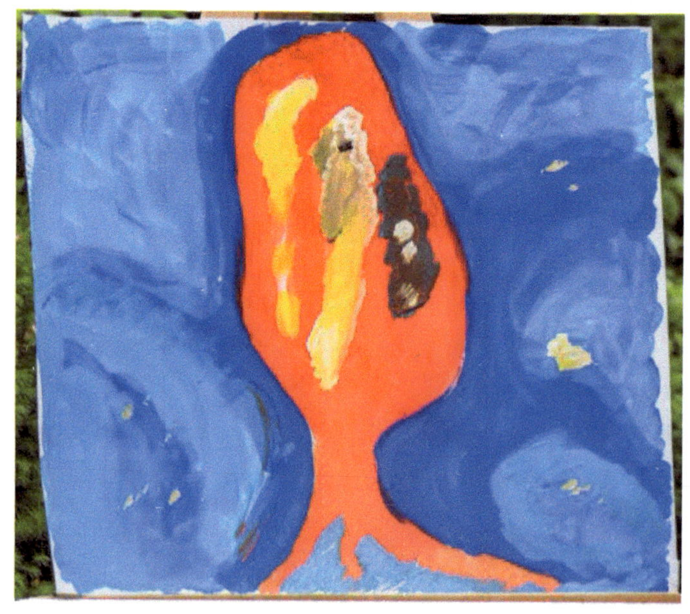

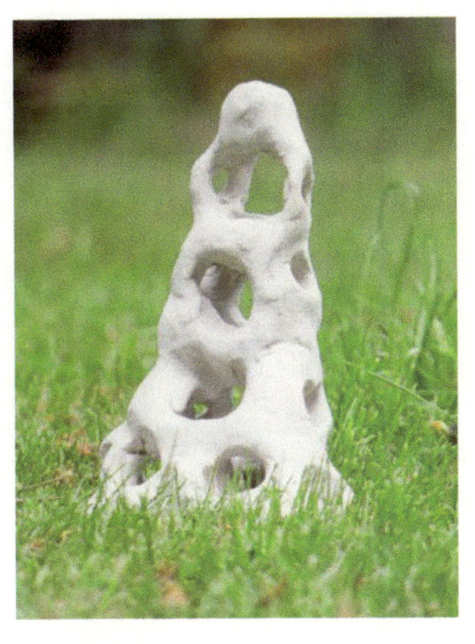

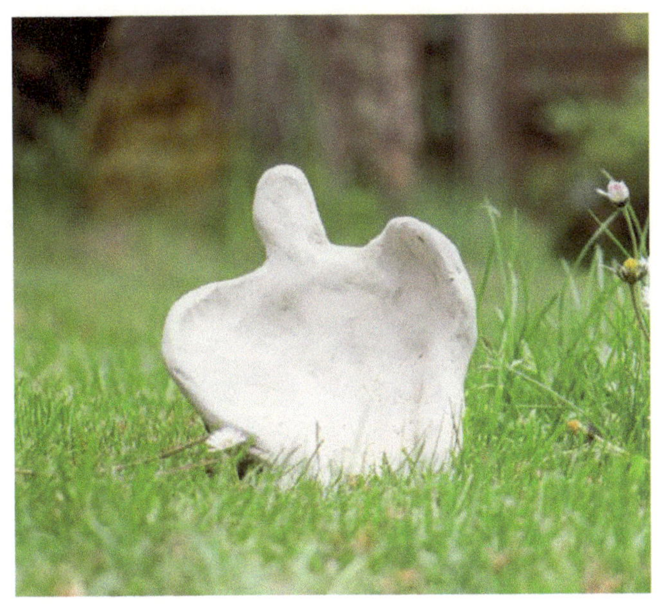

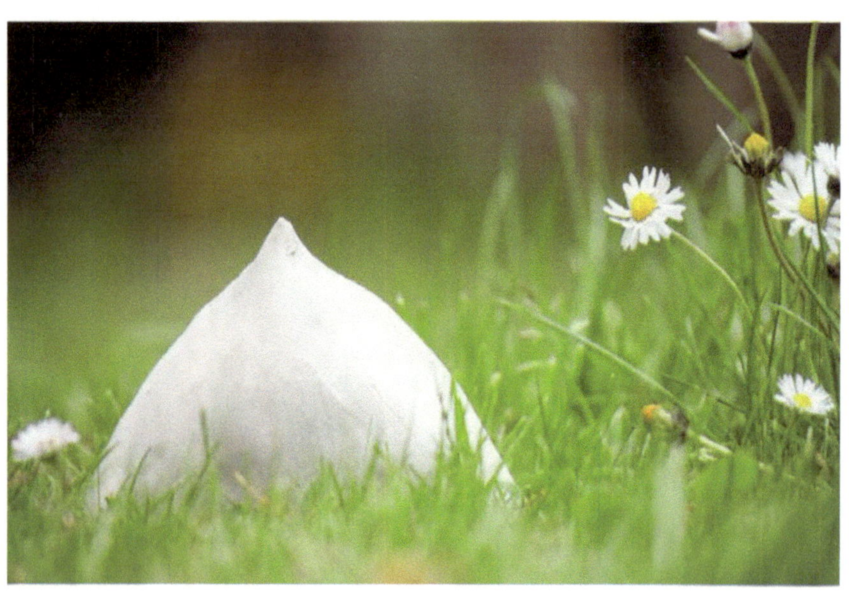

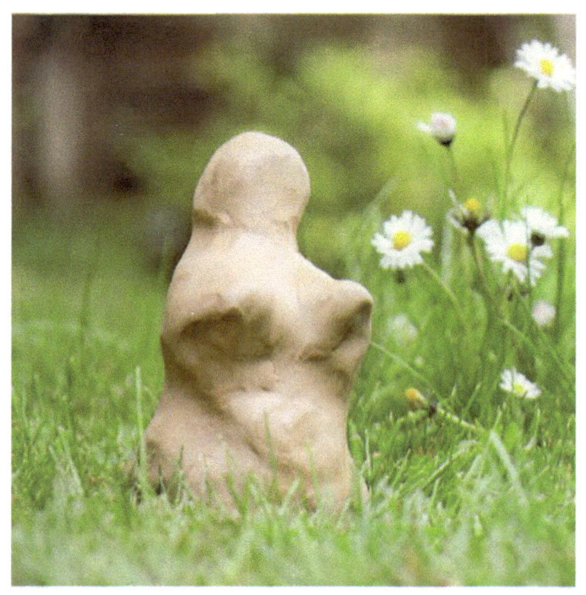

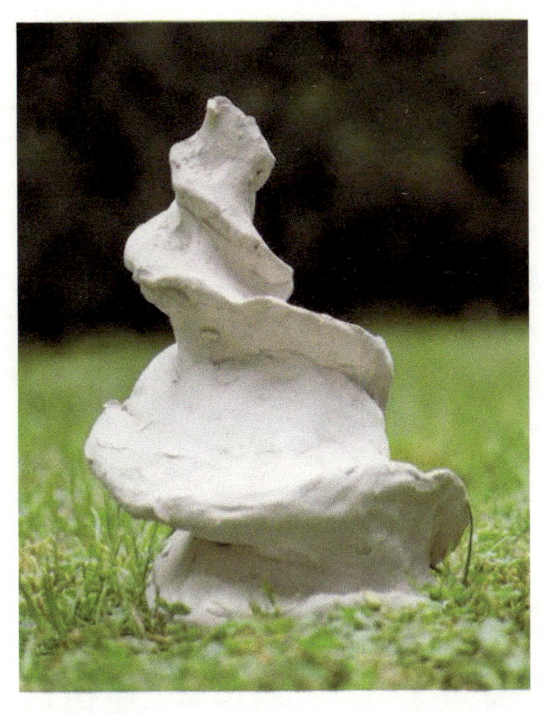

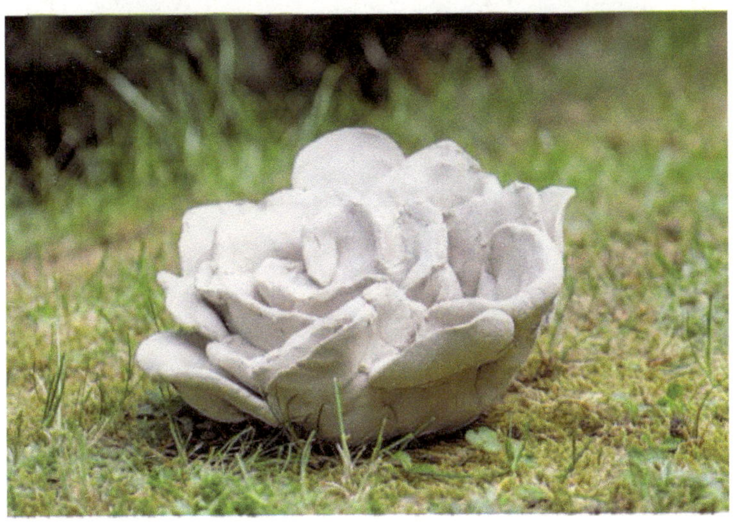

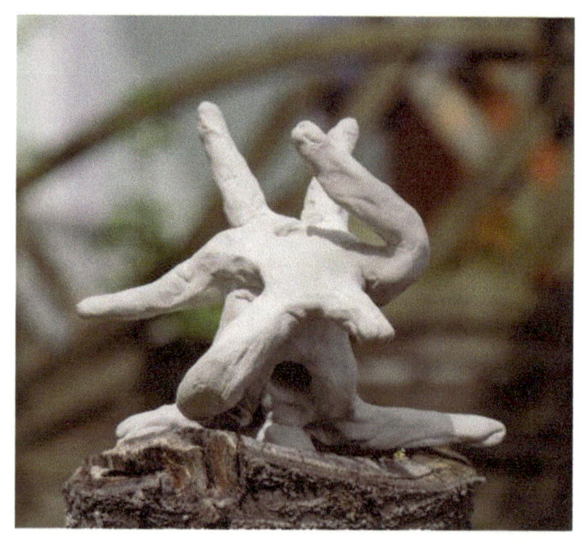

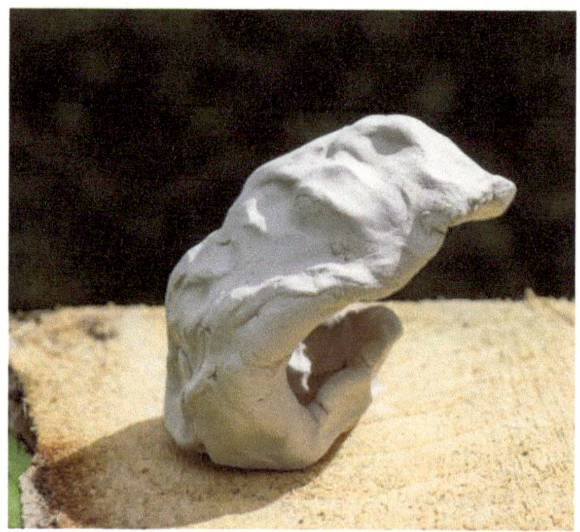

(Bilder von Laurin Buitmann)

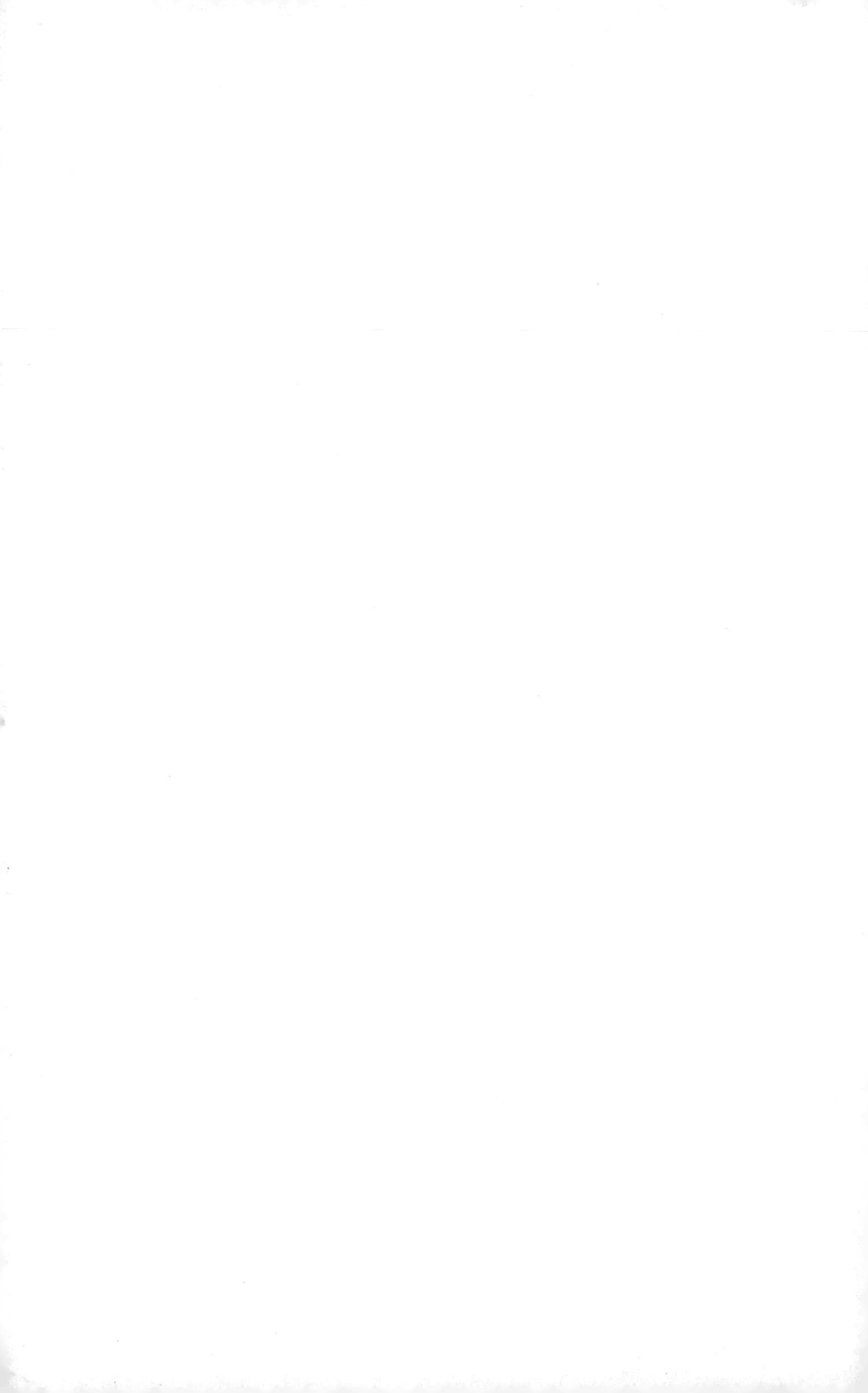